JN328205

ふつうの歯医者、成功の法則

同友館

ブックデザイン
森田恭行
髙木瑶子（キガミッツ）

ふつうの歯医者、成功の法則

どこの歯医者さんでもできるのに、
なかなか実践されない経営ノウハウ

はじめに

いま日本の歯科医を取り巻く環境は極めて厳しいといわざるをえません。

この20年間は、歯科医と歯科医院・診療所の供給過多、歯科における国民医療費の低さが、業界低迷の理由とされていました。

私は大阪・岸和田で歯科・小児歯科・矯正歯科（予防歯科・ホワイトニング・インプラント・審美歯科）を経営しています。開業から9年目を迎えました。

「きれいな歯になりたい」

「削らずに、自分の歯を残したい……」

こんな声にしっかり応えたいと、楽しみながら日々努力しています。来院者と歯科医という関係以前に、まずは個の人間として絆を深めるように心がけ、それぞれに最適な治療を施す。その過程で、歯の健康、予防することの大切さについて、来院者とともに考えて学ぶ場所にするのが夢です。

ナカイデンタルオフィスは、対話することから始まる。そんな診療所です。

業界的に厳しいといわれる暗黒の時代に、私は歯科医として生きています。しかし、先行きに何の不安もありません。これから先も喜んで歯科医を続けます。なぜなら、他の先生よりも診療時間が短くても稼げるノウハウがあるからです。

私はこれまで60回以上も韓国を訪れています。現地では成功している医療関係者や美容関係者とビジネス面で深くコミュニケーションを図りました。

なかでも大きな影響を受けたのは、韓国でアジア最大級の歯科医院をチェーン展開している朴仁出（パク・インチュル）先生との出会いでした。その見聞と体験から得たエッセンスを、自らの事業に投下しました。培ったノウハウを実践することで、予想以上の結果を生むことになったのです。

本書ではその秘密を惜しみなく公開します。歯科医に限らず、腕と技術で生活をしている、整体師、鍼灸師、美容師、エステティシャンといった、対人接客業の方々にも、経営のヒントにしていただければ幸いです。

２０１５年９月

ナカイデンタルオフィス　中井大介

目次

第 1 章

ナカイデンタル
オフィスの流儀

歯科医は夢のある仕事である

　大阪の岸和田に歯科医院を開業したのが、２００７年４月。現在は９年目になります。歯科医になるまでに少し遠回りをしたので、この本を書いている２０１５年現在、44歳です。

　歯科業界は苦しいといわれるなかで経営は安定しており、歯科医は私ひとり、歯科衛生士２人に、コーディネーター（助手）が２人、受付１人の６人体制で、前期の売上高は約６５００万円、今期は約７０００万円です。

　歯科医の場合、年商の３分の１が個人としての年収だと考えていいと思います。私自身は現在の年収に満足しています。

　ここで注目してほしいのは、私の１週間の労働時間は35時間を切っているという点です。休日の前日は、友人や仕事仲間が多い東京や福岡に気軽に出かけます。関西国際空港が近いという立地条件もありますが、２泊して早朝便で戻ってきて、岸和田で診療を開始する、ということもめずらしくありません。年に一度は、前に暮らしたことのあるハワイに行きますし、海外視察にも積極的に参加しています。

一方で困っている歯科医院の話をよく耳にします。最も苦しいのは経営難で、なかなか患者が来てくれない、というもの。詳しくは後述しますが、たしかに近年、歯科医院は供給過剰の状態ともいわれていますし、同質競争に巻き込まれると経営は厳しい。事実、廃業も増えています。

また、そこそこの売上はあるけれど、とにかく朝から晩まで働き尽くめで健康にも悪影響が出ている、と話す歯科医師も少なくありません。数をこなせば売上増につながるのは事実なのですが、しかしそれでは身が持たないし、歯科医師としての技術の勉強の時間も、経営者としての学びの時間も取ることができません。当然ながら、家族や友人とのリラックスした時間もない。それでも若いうちならばまだいいのでしょうが、いったいいつまで続けるのか。多くのがんばっている歯科医師が「将来を考えると不安になる」とこぼしているのが現実です。

これでは、歯科業界の未来は暗いものに思えても仕方がありません。実際、医学を学ぶ若者にとって、すでに歯科医は魅力ある職業ではなくなっています。しかし、私は「歯科医院経営にはまだまだ発展の余地があるし、長時間労働以外にも稼ぐ道はある」と考えています。いや、考えているだけでなく、実践しています。

その具体的な方法と考え方を開示することで、一人でも多くの人に「歯科医師は楽しくて夢のある仕事だ」と伝えていきたいのです。

「患者」ではなく「来院者」

ここで一つお断りをしておきます。本書では以降、極力「患者」という言葉を使わず、代わりに「来院者」と表現します。私たちナカイデンタルオフィスでは実際に、患者ではなく来院者と呼んでいます。

患者という呼び方に慣れている方が大半でしょうから、いささか違和感があるかもしれませんが、わざわざ来院者と言い換えるのには理由があります。

まず、直接的な痛みや腫れを感じて治療に訪れるのは患者ですが、予防や審美で訪れる場合は疾患ではないので、厳密には患者ではありません。患者という言葉にはどうしてもネガティブなイメージがつきまとう。それを払拭するためにも私たちのもとに足を運んでくださる方のことは総じて来院者と呼んでいるのです。

多くの歯科医院では「患者様」という言葉を使っていると思います。しかし、よく考えると、これは何とも奇妙な表現です。サービス業であるにもかかわらず、お上に保護されつづけ、安穏としていた医療業界が、やっとサービス業であることに気づいたために、近年になって医療の現場で使われはじめた言葉なのだと思います。

ただ、どう考えても、患う者という言葉に「様」を付け加えることに馴染むことができません。おそらく「患者」と呼ぶと、相手を下に見ているような感じがあるのでしょう。それならばと、これを「お客様」にすると、一般の商売をしているようで体裁が悪い。だから無理やり「患者様」という言葉を発明したのだと思います。

私は個人的にはお客様でもいいと思っています。まさに私たちの医院に来てくださるゲストですから、最大限のサービスを提供して、満足していただきたい。お客様をお招きしているという感覚です。

実際、私が学んだ韓国のＹｅ歯科（イェ歯科）では、はっきりお客様と呼んでいました。

ただ、「お客様」というと、疾患の治療で来院されることを喜んでいる、と受け取られる可能性があります。疾患の場合、私たちの使命は完璧な治療を施して、早く「通わなくてよい」状態にすることですから、お客様と表現することで無用な勘違いを招きたくない、という思いがあります。そこで「来院者」と呼ぶことにしました。

もちろん、実際の現場で来院者の方と接するときはお名前で呼びます。

たとえば「それは来院者の方々の価値になるのか」と会議などで問うような、抽象化したいときに、私を含めたスタッフ間の会話の中で使っているのです。ただ、言葉を変えることで、意識を変えていくことが大切だとの思いから、患者という表現を撤廃したのです。

ちなみに先ほど、「通わなくてよい」状態にすることが仕事だと書きましたが、治療が終了した後は、予防のために数カ月に一度のペースで通っていただくことになります。飲食店でいえば「常連客」になっていただくのです。

歯科に限らず、一般にファミリードクターのことを「かかりつけの医者」と表現します。もちろんそれでいいのですが、私は馴染みの飲食店のように「行きつけの歯医者」と思ってもらえるようにしたい、と考えています。

行きつけ――そこにはサービスを受ける側の明確な意思を感じます。自ら選択して通っている。サービスを提供する側との信頼関係がある。機会があれば友人や知人に紹介したいと思っている。そして、何よりそこを訪れることが楽しい。それが私のイメージする「行きつけ」です。私が目指すのは、来院者から「行きつけの歯医者」と思ってもらうことなのです。

カフェ？　美容室？　いえ歯医者です

さて、それではみなさんをナカイデンタルオフィスへとご案内しましょう。

場所は大阪・岸和田駅を出て1分。黒を基調とした3階建ての建物です。外観はシンプルでモダン。美容室やカフェと間違う方も少なくありません。ドアを開けると正面に受付があり、左手が待合室となっています。靴を脱ぐ必要はありません。これは私自身、スリッパが不潔に思えるからです。特に夏場、素足の人も多いなかで、不特定多数の人が使用するスリッパは不衛生だと思います。

もちろん医院によっては、毎月新しいスリッパに交換していたり、消毒していたり、対策は練られているようですが、私は土足を選択しました。現代のように道路が舗装されていて、またマットの品質が高くなっている状況だと、そのほうがずっと衛生的で快適だと考えたからです。それにお年を召した方や小さなお子様連れのお母さんにとって、靴をぬいだり、はいたりって、けっこう大変なんですよね。

受付、待合スペースも、黒を基調として大人っぽい雰囲気でまとめられています。ゆったりとした黒革のソファ。その一方で、待合室の奥には子どもが遊べるように絵本や玩具が置いてある小さなスペースが用意されています。壁には植物をモチーフとした絵が飾ってあるだけで、医院にありがちなポスターの類いは一切貼られていません。これもけっこうめずらしいことだと思います。

というのも、歯科医師会から「これを掲示してください」と依頼されることがあるし、「保険の負担が変わりました」という情報だったり、医院の催しのお知らせだったり、たしかにポスターは次から次にやってくるのです。

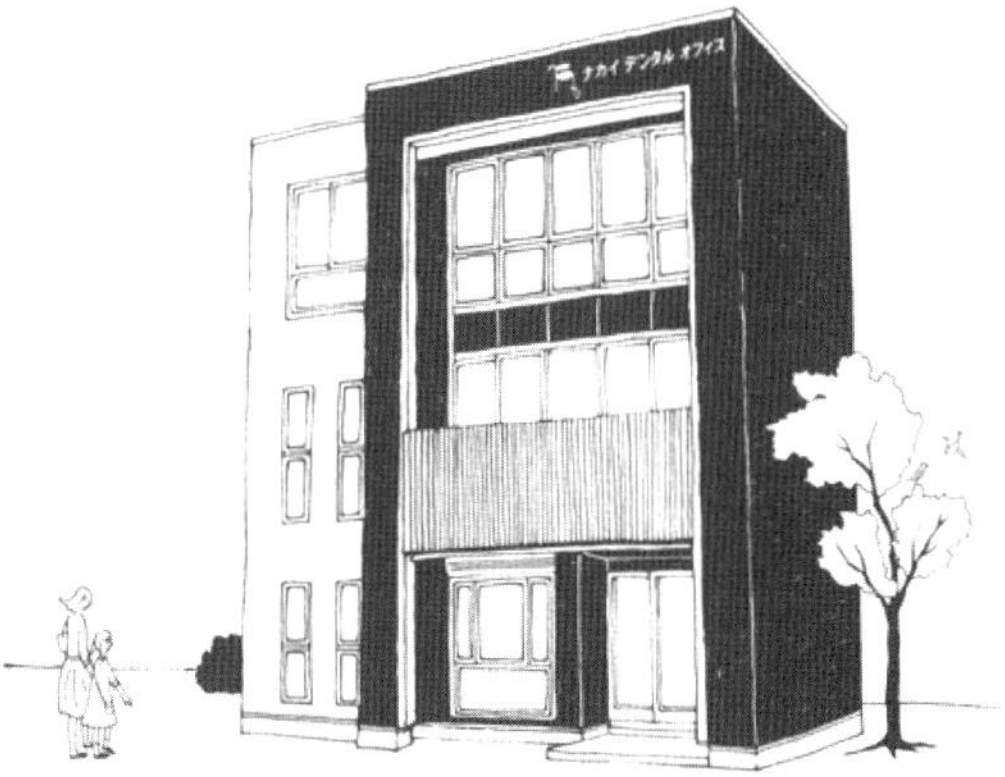

外観

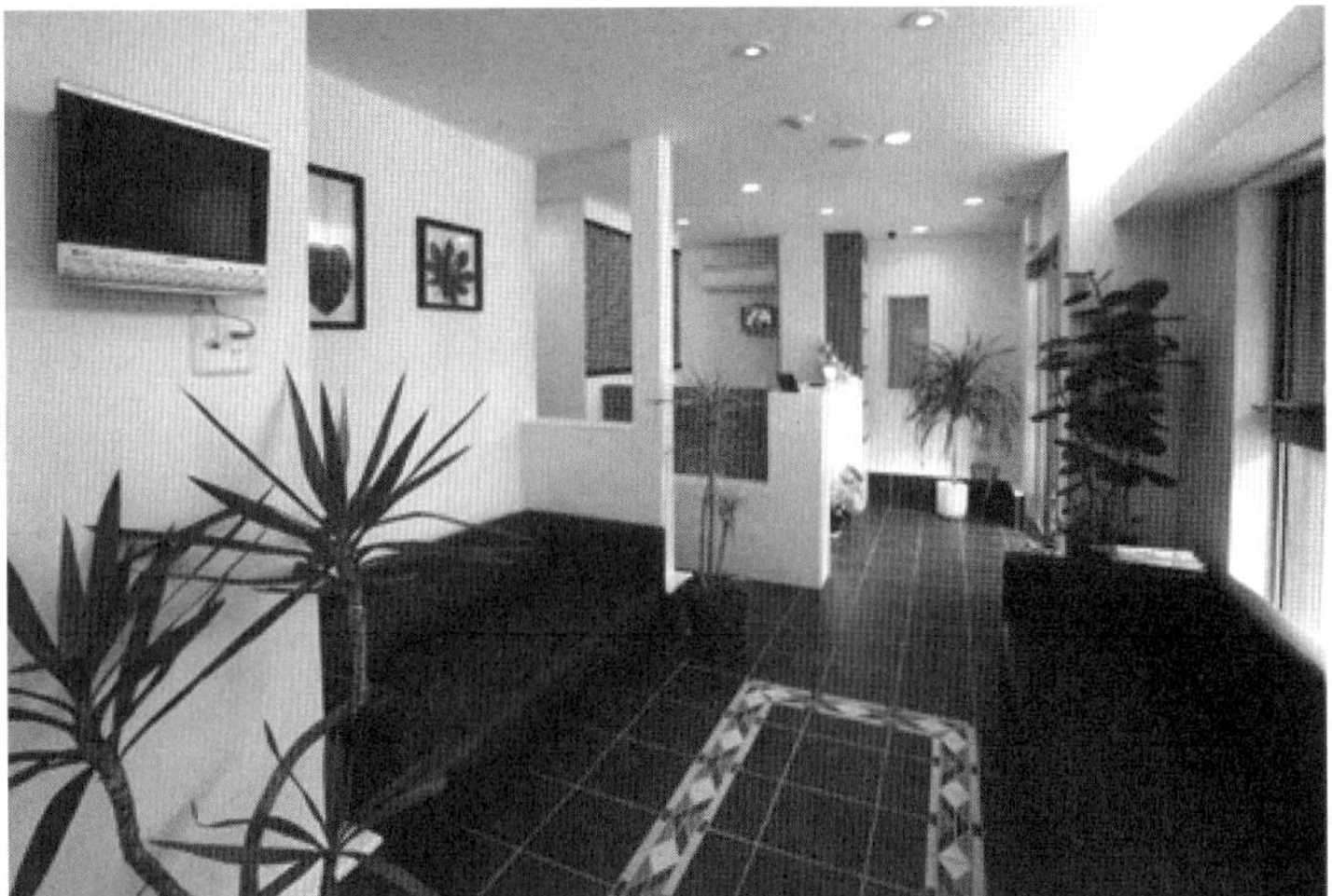

待合室

しかし、それらを来院者の方は、はたしてどれくらい見てくださるでしょうか。私はゼロに近いと考えています。それなのに壁を覆い尽くすように掲示物を貼っている医院のなんと多いことでしょう。さらにはポスターの一部が破れていたり、四隅のセロテープが日に焼けてみすぼらしかったり、そんな待合室をよく見かけます。私たちはごくシンプルに、可能な限り壁に掲示物を貼らないようにしています。

香りにも気を遣っています。選択はスタッフに任せていますが、基本的に心が落ち着いてリラックス効果が期待できるアロマを使用しています。

また、医院全体がそうなのですが、診察室以外の場所は、間接照明を多用しています。特に待合室は来院者に圧迫感を与えないように、やわらかな光になるように工夫しています。

外観を見て、この待合室に座った時点で、多くの方が「歯医者さんじゃないみたい」と言ってくださいます。私たちは、歯の治療にあたって患者さんの不安や心配を少しでも省きたいと思っています。治療時はもちろんですが、来院された瞬間からその心配りは始まっているべきだと考えています。診察前に、少しでもリラックスしてもらえるように――そんな思いをこめて設計してもらった待合室です。

システムの肝となるカウンセリングルーム

初めて来院された方は、待合室から同じ1階にあるカウンセリングルームに移動してもらいます。やはりこの部屋も間接照明を使ったやわらかな空間づくりを心がけています。ここでは専門のカウンセラーによる問診を実施します。治療に対して抱えている不安や口の悩みなどについてゆっくりと話を聞くことで、来院者にとって無理のない治療のプランニングに役立てます。

この初診カウンセリングが、韓国のYe歯科で学んだことの最大の収穫であり、私たちのシステムの根幹となっています。開業して1年ほど経った頃から、このカウンセリングを受けることを希望されて来院される方々が増えていきました。治療を受けることはもちろん大切ですが、ナカイデンタルオフィスの目指すスタイルは来院者と対話することなのです。

カウンセリングを担当するスタッフを、私たちはコーディネーターと呼んでいます。コーディネーターは来院者と正面から向かい合わないように、適度な距離を置きながらも隣に座っているような親近感を持っていただける角度に座ります。Ａ４サイズのカウンセリングシートをバインダーに挟んでいて、そこに来院者の言葉を書き留めていきます。

具体的には、はじめはやはり現在の症状について尋ねます。多くの医院は初診の場合、アンケートを書いてもらうような仕組みを採用しています。ただ来院者に書いてもらうのと、対面でインタビューするのとでは得られる情報がまったく違います。だから待合室で書いていただくのは、あえて名前と連絡先だけにしているのです。

症状についてはできるだけ詳しく尋ねます。通常、初診では検査だけで治療はしないのですが、痛みがひどい場合は応急処置が必要かもしれませんし、その判断のためにもきっちりと話を聞くようにしています。

その後は「治療に対して、何か不安に思っていることはありませんか」と質問します。このとき「以前かかっていた歯医者さんで嫌な思いをされたことがあったら教えてください」と尋ねるのも、重要なノウハウの一つです。

ほとんどの方がいくつかの歯科医院を利用した経験をお持ちです。では、なぜいま現在そこに通っていないのか。引っ越しや転勤などの物理的な原因をのぞけば、やはり何らかの不満があったから、私たちを新規に選んでくださったわけです。

前の歯科医院に行かなくなった理由がわかれば、その患者さんに「してはいけないこと」がわかる。それを知っているだけで、その後の治療はかなりスムーズになります。具体的には、「痛かった」「先生と気が合わなかった」「すごく待たされるので仕事の合間に通えなかった」といった意見が多い。

また、「金額的なことで不審を抱いていた」「薬が合わなかった」「薬が顔に付着して跡が残った」といった個人的な内容もあります。それらすべては私たちがクリアすべき課題です。

それから、口の悩みについても質問します。症状以外にも何か不具合がないか。着色や口臭などが気になっていないか、などです。最近は紹介で来院される方が多いので、紹介者から「あのクリニックはいろいろと話を聞いてくれますよ」と伝わっているケースでは「これまで誰にも言えなかったコンプレックス」について話す方も少なくありま

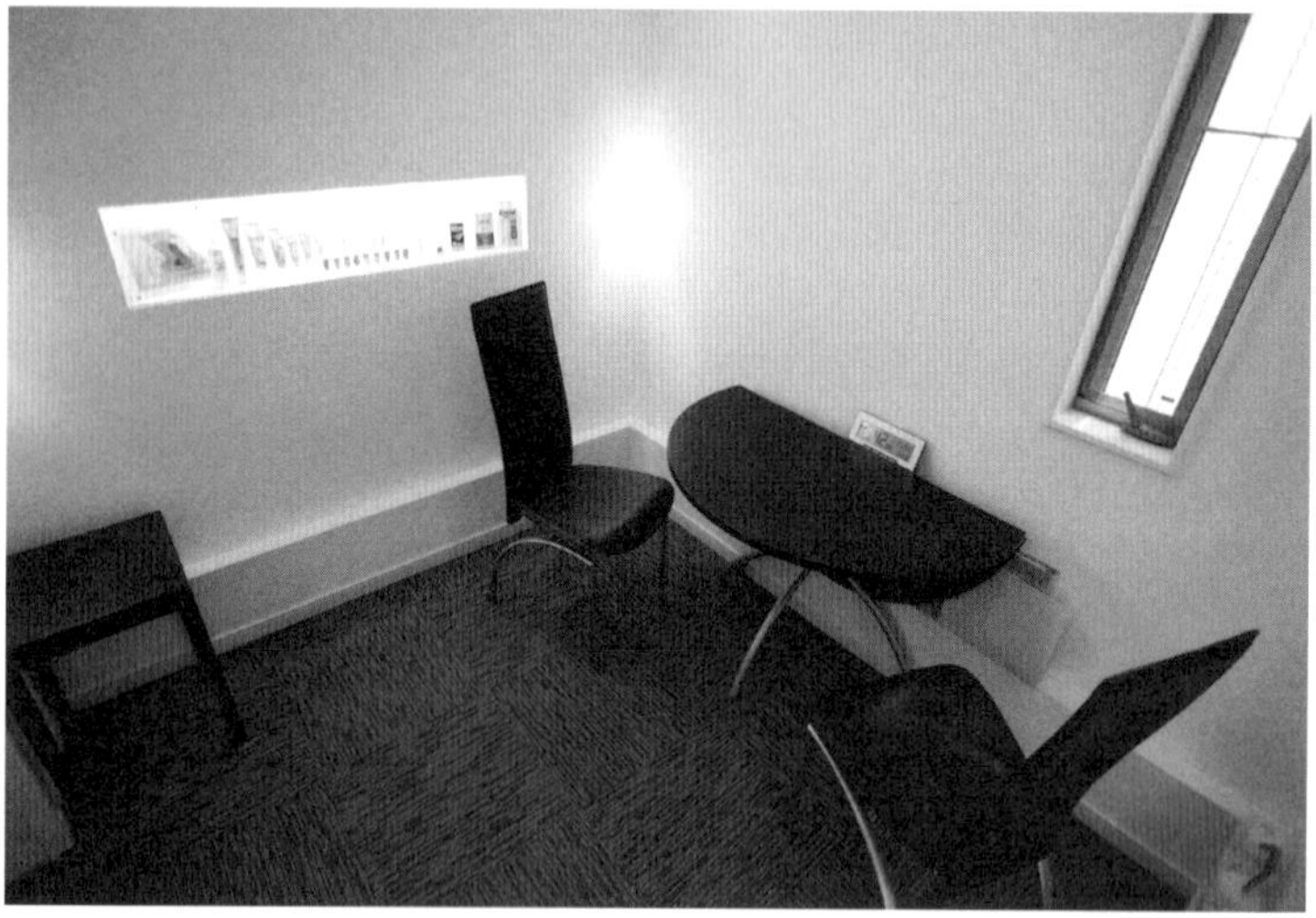

カウンセリングルーム

せん。

これらの聞き取りの結果をもとに、いまから受けてもらう検査の結果を合わせて、治療に必要なおおよその日数や治療代について方針を決めていくことをお伝えします。初診カウンセリングにかける時間は約30分です。

吹き抜けに大きな窓、光があふれる治療室

カウンセリングが終わると、いよいよ治療室に入ってもらうのですが、まずは2階に続く階段をのぼります。次回以降も治療室に入る前に必ずコーディネーターが階段の下まで迎えにいき、一緒に2階まで上がる。そして、検査や治療が終わると、やはり階段を下りて1階まで送っていきます。

実はこの時間を私たちはとても大切にしています。というのも来院者は何か不満や不安があったとしても、院長である私には直接言いにくい。迎えにいったときには、これからの治療の要望がないか、コーディネーターはごく自然な会話の中でつかみ取ろうと

します。もちろん、雑談を交わすだけでも、来院者にリラックスしてもらう効果があります。送るときには治療に問題がなかったか。これからの治療について、何か要望はないか。何でも気軽に言ってもらえるような雰囲気をつくることを心がけています。

そのようにして収集した来院者からの意見は、すぐにミーティングで共有し、可能な限り早期に改善されます。私たちのシステムは、来院者の声によって改善が繰り返されて、いまのようなスタイルになったともいえます。

医院の案内に戻りましょう。治療室は、南側に窓が大きくとってあることと、吹き抜けの空間づくりによって明るさと開放感を演出しています。とにかく光を多く取り入れるように設計しました。

内装は白を基調としていますが、床が黒というのはめずらしいと思います。ライトイエローのチェアがスタイリッシュで、この診察室を見てあらためて「美容室みたい」という方もいらっしゃいます。

このような内外装のデザインについては大手住宅メーカーのコーディネーターの意見が反映されています。私たちの思いや考え、哲学をしっかりと伝え、それらが実現できるデザインを提案してもらいました。アフターフォローの充実ぶりを含めて、私は大手に発注してよかったと思っています。

とはいえ、建設費は「ちょっとかけ過ぎたな」という反省はあります。正直「いまならば同様のスペックでもっと安く仕上げることができるのにな」と思うこともあります。一方で、そうした負担を自分自身に課したからこそ、高い目標を設定できた面もあるので、評価は難しいところです。

また、複数の知り合いの同業者に、安さだけを追い求めた結果として、建物にさまざまな瑕疵が出て困ったという話を聞きました。求めるデザインや機能とイニシャルコストを抑えたいという考えは、必ずといっていいほど二律背反するので、なかなか難しいところですが、将来にかかるコストも考慮して、建設会社や建物のスペックを選択すべきでしょう。

ともあれ、これから歯科医院を開業しようという人は、たくさんの物件を見て、創業者である院長に直接話を聴くことをお勧めします。実際、同業の先輩は想像以上に後輩に優しいものです。私の経験からいえば、聞けば何でも教えてくださる方がほとんどで

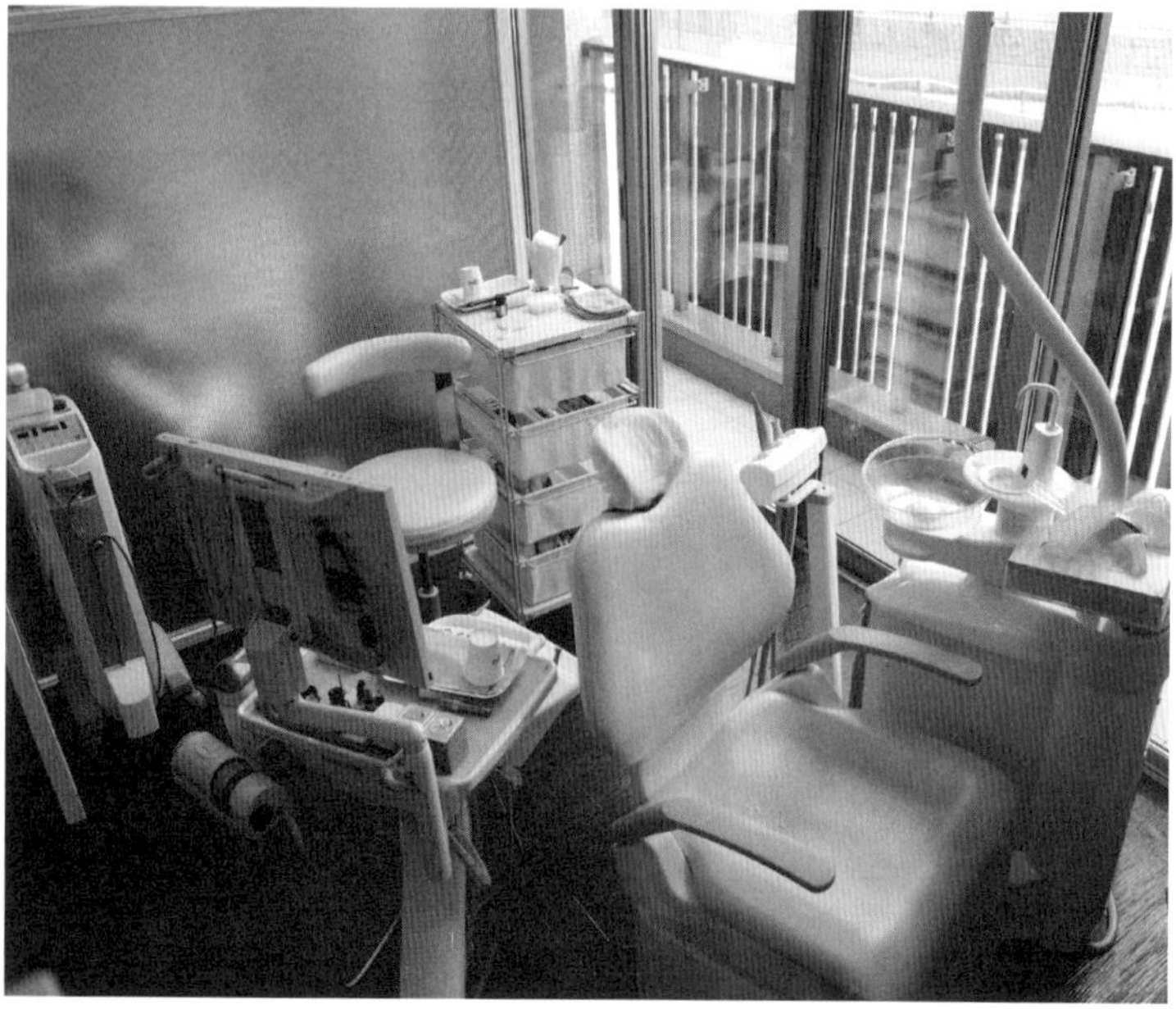

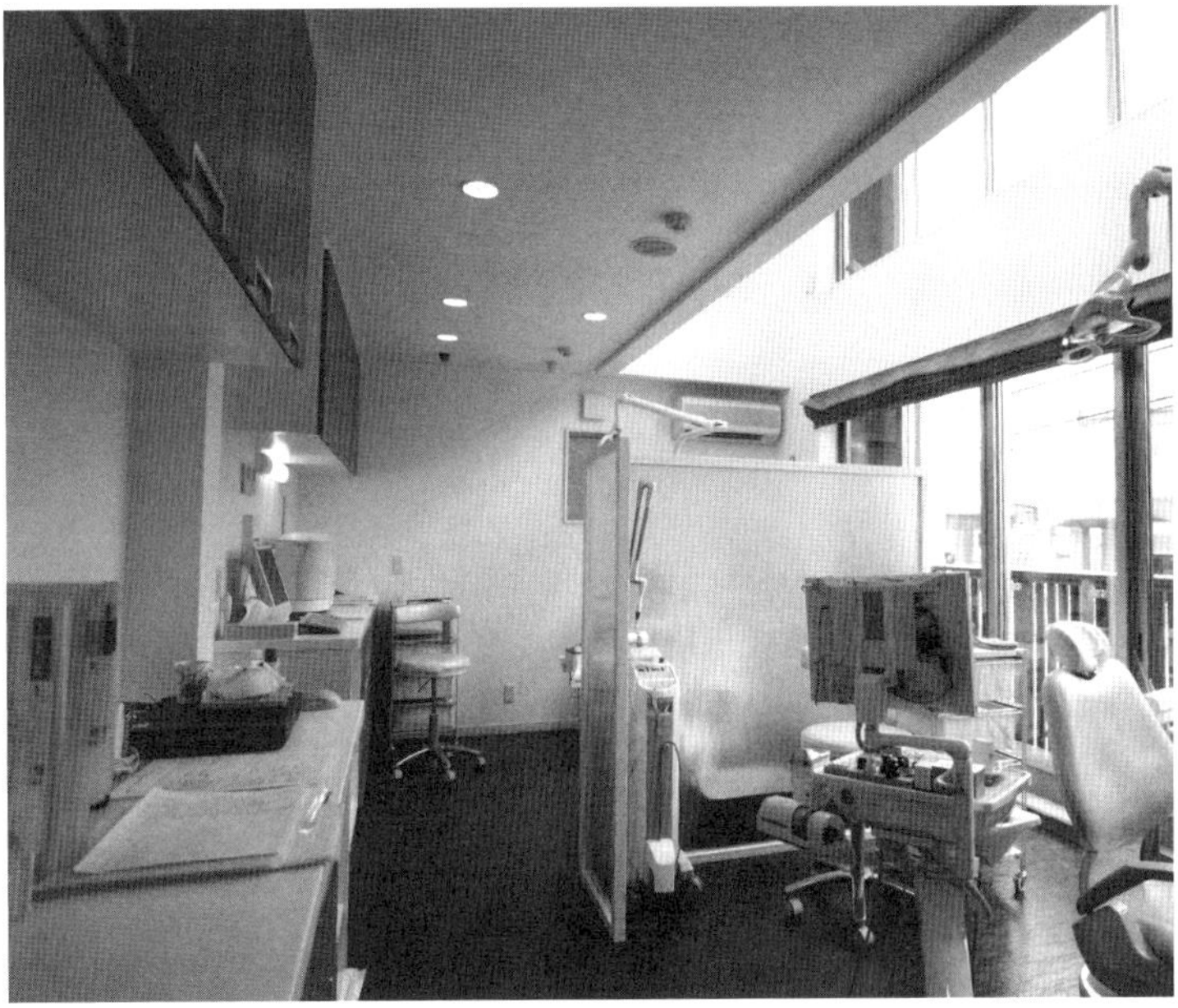

治療室

す。ぜひ勇気を出して、まずは「見学させてください」の一言を発してほしいと思います。

レントゲン写真を撮影してから歯周病の説明

さて、初診の場合はこの時点でレントゲン写真を撮影します。

準備まではスタッフが担当しますが、シャッターは私が押すようにしています。これは法律でそう定まっているからです。もちろん、その法律が現実に照らして適切かどうかは別の話です。実際、私自身、「これはすでに法によって規制する意味を失っているな」と思うものも少なくありません。それでも決まっている以上は守るというのが私の方針です。

もう少し突っ込んでいえば、多くの歯科医院で助手が歯石除去などを行うことは、半ば常識になっているようですが、これには反対です。よく「法律を守っていたら経営が成り立たない」という意見を聞きますが、現にナカイデンタルオフィスでは法令を遵守しながら、良好な経営状態を維持しています。

違法行為に支えられている経営は極めて不安定です。そこから脱却するためにも、私たちのシステムを多くの歯科医院に取り入れてほしい。法令を遵守しつつ、利益を確保することは決して難しくありません。

さて、レントゲンを撮り終えたらチェアに座ってもらいます。たとえば来院者がむし歯の治療で来られた40代の男性だとしましょう。私はまずチェアに付属する小さなモニター画面に映し出されるアニメーションを利用して歯周病の説明をしていきます。

多くの人が歯周病という名前は知っていても、そのメカニズムについては驚くほど無知だというのが現実です。40代以上の約8割がかかっているといわれているのに、みなさん、なぜか自分には無関係だ、あるいはずっと先のことだと思っています。一医療人としては憂慮すべき問題ですが、視点を変えればここに大きなビジネスチャンスがあるといえます。来院者の多くは説明に頷きながら、「歯周病ってこんなに怖い病気だったんですね」と感想を漏らします。

そのうえで口の中を見ていきます。むし歯をチェックしていくわけですが、私は比較的厳しく評価するほうだと思います。チェックしている間、私は来院者にその状況を事細かに解説していきます。ほぼしゃべりっぱなし、といってもいいでしょう。その間、口内鏡を来院者さんに持ってもらって、口の中の状況を何度も実際に確認してもらいます。

また、ここではごく簡単にですが、歯周ポケットの深さも測って、現状をお伝えします。先ほどアニメーションを使って学んだばかりですから、ポケットが深い場合は落ち込んでしまう来院者もいらっしゃるので、「ここで食い止めれば大丈夫ですよ」と元気づけます。

この時点でほとんどの人が「むし歯を完全に治して、歯周病対策もしっかりと講じたい」という気持ちになっています。

最後にレントゲン写真を見ながら、全体的な状態とおおまかな治療の方針をお伝えします。これで約30分。第1回の診察は終了です。

リラクゼーションを意識した予防専用ルーム

2回目の診療は予防専用ルームからスタートします。この部屋は歯科衛生士のスタッフが、歯のクリーニングをしたり、歯石の除去をしたりすることはもちろん、来院者と、健康について共に学ぶ場所として位置づけています。

やはり間接照明を使って、優しい光を演出し、心地よい音楽を流すようにしています。ホワイトニングにお越しいただく来院者の方から、「エステに通う感覚に近い。この部屋で施術を受けるのが楽しみ」と評価していただいたことがあります。

2回目の診療の柱は写真撮影です。私たちは基本的に、子どもを除くすべての来院者の口の中の写真を撮影しています。これは、正確な診断、治療計画を立てる際の資料、術前術後の比較、カウンセリング時の資料、また、術前写真をもとに術後のシミュレーションを作るなど、さまざまな目的で活用するからです。

こうした撮影の仕組みをきちんと導入している診療所の数は、おそらく少ないと思います。これは本当に残念なことです。いったん口腔内写真のシステムを導入すると、その有用性と重要性がわかります。あるのとないのとでは、日常の診療の質が劇的に変化するのです。

写真は歯科衛生士が助手とともに撮影します。来院者はこのために作ったプラス

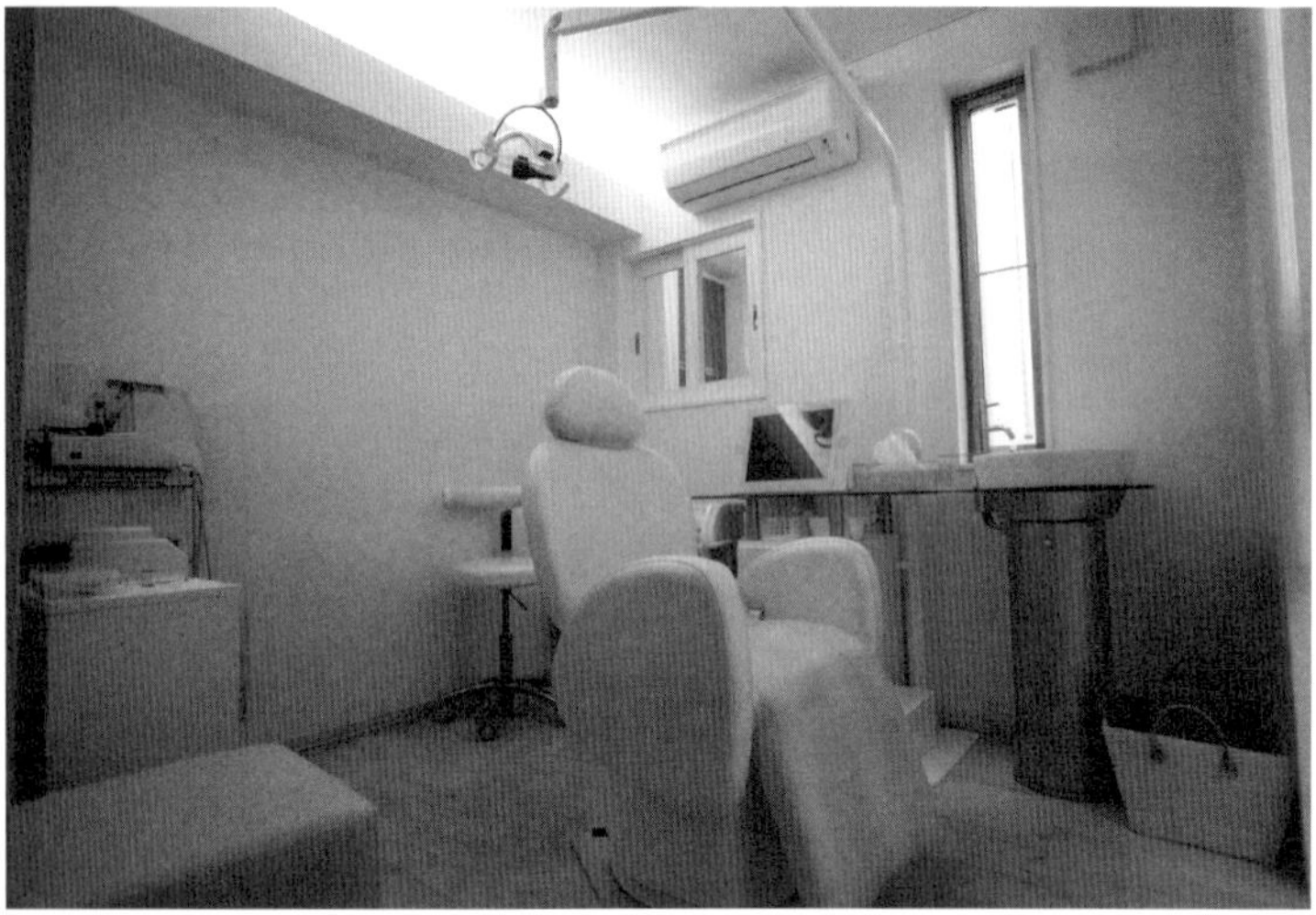

予防専用ルーム

ティック製の器具を使って、衛生士の指示どおり口を押し広げる。そこを一眼レフのデジタルカメラで撮影していきます。9枚の画像はすぐにコンピュータに取り込まれ、モニターに映し出されます。

正直にいうと、ほとんどの方が写真を見てがっかりされます。自分の歯であっても、普段、鏡などで見えるのは一部ですから、現実を直視すると「こんなにむし歯が進んでいたのか」「裏側が全然磨けていなかったんですね」といったように、ショックを受ける方が多い。ここで、「必ず改善しますので、がんばって治療しましょうね」と声をかけることで、落胆を意欲に変えることができます。ここまでが2回目の診療です。

3回目もこの予防専用ルームでの検査で、あらためて丁寧に歯周ポケットの深さを測ります。ここで歯科衛生士が、もう一度、歯周病のシステムをやさしく解説します。メジャーで測っている間、歯科衛生士はずっと来院者に話しかけている状態です。私の診療もそうですが、ここまでしゃべる歯科医院はきっとめずらしいと思います。

とはいえ、ナカイデンタルオフィスのスタッフがみな、しゃべることが得意だったわけではありません。なかには「どちらかといえば、口下手だった」という人もいます。

日々、「予防することの大切さを自然に知ってもらえるように」という私たちの方針を伝え、共有し、共感するなかで、話術が磨かれていきます。「患者に教えてやる」といった態度では聞いてもらえません。どうすれば来院者に楽しんでもらえるか、工夫を続けた結果なのです。

以前、来院者から「ここの検査はちょっとしたエンタテインメントだね」と言ってもらったことがあります。それは私にとって何よりの褒め言葉でした。

さて、歯科衛生士によって前回の私の解説が補足されるような格好になるので、ここまでで誰もが歯周病の怖さについて認識し、予防の重要性を理解してくださいます。

3回の検査によって得られたデータをもとに、治療計画書を作成します。計画書といっても一枚の紙なのですが、これをチェアに座った来院者の方に自ら持ってもらって、治療の内容とスケジュールを確認していきます。これは私が紙を持って見せるよりも、自分で持ってもらうほうが、自覚と決意の度合いが大きく高まるからです。次回からはこの治療計画に従って、着々と治療を進めていきます。

歯科業界全体のV字回復を目指して

いかがでしょうか。これがナカイデンタルオフィスのシステムです。

「なんだ、そんなことか」と思われた方が多いのではないでしょうか。そのとおり。何も難しいことはしていません。誰でも、しかもほとんど投資することなしに導入することができる仕組みです。

それでも現実には予防に力を入れている医院も、口腔写真をきちんと撮影している医院もごくわずか。加えてカウンセリングを担当するコーディネーターを置いている医院となると、驚くほど少ないのが現状です。

正確にいえば、私たちのシステムを動かすためにはこれだけでは不十分で、完全予約の仕組みと、それを来院者に守ってもらうように徹底する、というハードルはあります。これも投資はほとんどかかりませんが、実行しようとすると、スタート時に痛みを伴うことがあるでしょう。完全予約システムを徹底させる方法は、最終章でしっかりと解説します。

たしかに医院の仕組みをガラリと変えることは、簡単なことではありません。しかし、いまのままでは衰退の一途をたどるのは目に見えています。

繰り返しますが、コーディネーター制度を中心とした、私たちナカイデンタルオフィスが運用しているシステムは、まったく難しくありません。大きな投資も、特別な知識も必要ない。それでいて、しっかりと結果が出ます。

もう「患者が集まらない」と嘆かないでください。「休む間もないんだ」とこぼさないでください。驚くほど短い労働時間で、法令を遵守しつつ、楽しく働いて、儲かる方法があるのですから。

ただ、タイムリミットが近づいていることは事実です。日本における歯科業界の沈滞はすでに始まっているからです。次章ではその姿をあらためて直視します。辛い現実ですが、V字回復するためにも、しっかりと見つめる必要があるからです。

第 2 章

ますます厳しくなる
日本の歯科診療所経営

歯科業界を取り巻く厳しい環境

日本の歯科業界はどういう状況にあるのでしょうか。

平成2年以降、他の医科や調剤の国民医療費はこの20年間で著しく増大する一方で、歯科における国民医療費は20年ほどほぼ横ばいの2兆5000万円程度で推移しています。国民医療費は増えないなかで、歯科医師はこの20年で7・5万人から10万人に増えました。3割も増えれば、当然ながら競争が激しくなります。

追い打ちをかけるように、歯科医院・診療所も供給過剰といわれています。歯科診療所をとってみても全国に約7万軒あるそうです。これは全国にあるコンビニエンスストアの約5万軒よりも多い。ちなみに日本全国にある信号機の数は約10万個だそうです。

特に東京では、いま1日に1軒の歯科医院・診療所が廃業に追い込まれているというデータもあります。医師の数が多い、軒数が多い、医療費は横ばい……。歯科業界を取り巻く環境はとても「苦しい」といわれています。

本当にそうでしょうか。ある市場調査のデータによると歯科医院・診療所に来院している人は潜在需要の2％に過ぎないそうです。日本人の9割にむし歯があるといわれています。歯茎が腫れ、むし歯が疼けば来院の直接的な動機につながりますが、そうでなければむし歯があっても歯科医院に行かない人のほうが断然多い。まずはここに、新たに掘り起こすことのできる大きな需要があります。

さらに40歳を過ぎた人の多くは歯周病という病気を大なり小なり持っているものです。しかし、歯周病について、きちんと知識を持っている人はそれほど多くはありません。ほとんどの人が歯周病については「名前は聞いたことがある」といったレベルで、メカニズムについて詳しく知らないのです。

きちんと啓蒙すれば「だから定期的に歯石を取ることが重要だ」という結論に至るはずです。しかし、現状は来院者に対してそこまで積極的に説明や提案をする歯科医院・診療所が少ない。日本ではこういった予防歯科も保険診療として適用され、厚生労働省も推奨しているのにもかかわらず、です。

巷で出会う人たちは私が歯科医だとわかった瞬間に、「そうなんですか。実は歯の調子が悪くて、ずっと歯科医院に行かなきゃなあと思ってるんですが、なかなか時間が取れなくて……」といったことを話します。

これは、私が研修に訪れたお隣の韓国や先進国の人たちにとってみれば常軌を逸した話。「私は自己管理能力がない人間です」と宣言しているのと同義だからです。

外国であればとても恥ずかしいことだととらえられる話ですが、日本では〝行かなきゃなあ〟というリアクションが定番化しています。世界的に見れば、ちょっと不思議な民族なのです。

苦しい？　苦しくない？　本当はどっち？

むし歯も歯周病も突発性のものではありません。ずばり、慢性疾患です。

本当は自己管理だけの問題ですが、それに気がついていない日本人はとても多い。ここだけを切り取ってみても、目の前に大きな潜在需要があることがわかります。

仮に業界全体でこういった潜在需要を呼び覚まし、来院者が大きく増えると国の財政を圧迫することになります。政府が何とかバランスを取ろうとする可能性はありますが、たとえそうなったとしても、私はそういった疾患に対する治療については自費でまかなってもよいと思いますし、私自身は来院者に一定のコストがかかるとしても予防治療を選択してもらうように説明する自信があります。

あるいは、国の財政のためにも予防医療を進めるべきというデータもあります。２０１１年3月28日付の中日新聞によると、定期的に歯科医院を受診している人は、すべての病気にかかる年間の総医療費が低くなる傾向があることが、トヨタ関連部品健康保険組合（愛知県豊田市）と豊田加茂歯科医師会の共同調査でわかったそうです。歯をケアすると総合医療費が下がるのならば、来院者も、歯科医院も、国のためにもなるのですから、私たちはもっともっと積極的にアプローチしていくべきなのです。

結論をいえば、歯科業界はまだまだ切羽詰まってはいません。いくつもある潜在需要を掘り起こせば、いまの供給過多な現状を十分打開できる環境にある。来院者を増やす可能性はゴロゴロと転がっていますが、何も仕掛けていない歯科医が多いために業界全体が沈んでいるように見えているだけなのです。

つまり歯科にまつわる98％の潜在需要者に対して新たなアプローチで市場を生み出せ

ば「苦しくなる」ということです。

定員割れの歯科大学だらけ

ただ、「歯科医院は苦しい」「儲からない」というイメージは全国にある歯科大学に大きなダメージを与えています。全国に29校ありますが、そのうち17校ある私立大学の歯学部は、ほぼ定員割れの状況です。なかには欠員率が50%を超える大学もあるほどです。

これは近年の歯科医師過剰問題と、それを受けて政府が平成18年に打ち出した「歯科医師国家試験難化方針」による影響です。平成22年には入試の延べ志願倍率が1倍台前半の私立歯科大学が続出しました。

厚生労働省によれば、いまの歯科医師の数をキープするには毎年1200人の国家試験合格者で足りるそうです。しかし、実際は毎年平均1500人ペースで増え続けており、平成37年には1万1000人の供給過剰に達するという予測が出ています。社会がほぼ間違いなく少子高齢化を迎えるにもかかわらず、です。

定員割れになると、知識や技術の低下という問題が出てきます。当然ながら入試でも競争は緩やかですし、卒業までのカリキュラムに関しても甘くなります。

私たちの学生時代は、教員も封建的で高圧的でした。実習でも「課題を出さなければ留年させるぞ」という勢いで、行き過ぎて暴力沙汰になることもありました。そんなやり方がいいとは言いませんが、厳しい指導を受けながら、必死に学ぶのが当たり前だったことは事実です。

ところが、いまは教員が学生に「課題は必ず期限までに提出してください」とお願いしています。なぜそうなったのか。国家試験の合格率が下がり、ただでさえ大学に学生が集まらないからです。合格率や学生の数で国からの補助金が違うので、大学にとって学生集めは死活問題となっています。

今年からは定員割れが始まってから入学した〝後発組世代〟の歯科医が社会に登場します。優秀な人は「およそ2割」といわれているので、彼らの世代の全体的な医療水準は極端に低くなるでしょう。

全体的に医療水準が低下すれば、当然ながら国民の健康水準は下がります。このままでは国民の不利益になることは目に見えている。私は医師として、一人の人間として、この状況を危惧し、憂いています。

潜在需要を掘り起こせ

私は約100軒の歯科医院・診療所をクライアントに持つ会計事務所に顧問をお願いしています。抱えるスタッフ数が少ないこともあってか、利益率でいうと歯科の顧問先の中でも上位にランクインするそうです。平均月商は600万円前後で推移しています。

単純な売上比較はできないのですが、同時期に開業した歯科医院には平均月商が150万円前後というところもあるそうです。そうなると人件費を考えただけでも、経営が厳しいことは目に見えています。スタッフ数をできるだけ減らし、自分の奥さんを受付に座らせるといった手を打てば何とか生き残っていけるかもしれませんが、それでは開業する魅力と意味がない。やはり潜在需要をはっきりとしたニーズに変える工夫が近道でしょう。

医療人の責務は国民の健康の増進ですが、このままでは日本の歯科医の水準はどんどん下がってしまいます。これが「日本病」といわれるところで、このままでは「空白の10年」が知らぬ間に「空白の20年」になるのは明白です。アベノミクス以降は多少違うかもしれませんが、日本国民がそれまで「だめだ、だめだ、もう無理だ」と言っていたのと同じで、歯科業界も自分たちの中で未来を描くことなく「だめだ」と言っているだけです。

実際に歯科医の収入が下がっているのは事実です。しかし、その中で勝ち組と呼ばれる歯科医がいるのも紛れもない事実なのです。生き残るチャンスは、まだまだたくさんあります。予防の分野に大きな潜在需要があることはすでに述べましたが、美容歯科も然りです。

私に韓国語を教えてくれている韓国人と話していたときに、「日本人の若い人の歯はきれいに見えない」と言われたことがあります。また、「テレビに出る人たちでさえ歯について驚くほど無頓着だ」とも指摘されました。

そう言われれば私自身、あるテレビコマーシャルで銭湯の主人役の役者さんの歯を見て愕然としたことがあります。歯は抜けたまま。歯並びもガタガタ。「この人をテレビ画面に出してしまうというのは、ちょっと問題じゃないか」と思いました。先進国ではあり得ないことだと思います。

バラエティ番組でも芸能人はケアしている方が多いものの、文化人と呼ばれる人たちの口元を見て驚くことが少なくありません。私は職業柄、敏感なのだと思いますが、日本で暮らす外国人の目にはかなり奇異に映っているようです。

日本人はおそらく世界で最も清潔に対する意識の高い国だと思うのですが、こと歯に関してはとにかく意識が低い。理由は私たち歯科医がむし歯の痛みで苦しんでいる人を治療するだけで、悪くなる人を待っているだけの、いわば焼き畑農業みたいな治療を延々と何十年もやってきた結果だと思います。

予防もそうですが、美容的側面についても啓蒙も紹介もしてこなかった。ナカイデンタルオフィスにはエステ感覚でいらっしゃる来院者も少なくありません。歯科衛生士が担当する予防ルームはホワイトニングや定期的にステインを取りに来る来院者が多く、実にリラックスして、その時間を楽しんでいらっしゃいます。こうした需要は現にあるのです。

歯科医はツライよ

歯科医の平均年収は、およそ７００万円です。自分の子どもに後を継がせたいと、歯科大学に通わせるとしましょう。いまは29大学のうち17大学が私立大学ですが、私たちの時代に比べると学生が集まらないので学費が値下がりしています。

私が卒業した大学は当時、年間の授業料が約４００万円でしたが、いまは２００万円くらいになっているそうです。私たちの頃には、ある私立歯科大学は学費が６年で１億円もかかるといわれていました。その大学でさえ現在は１８００万円まで値下げされています。とはいえ、年収７００万円では、学費を投資と考えると、まったく見合っていない。若者たちが、あるいはその親がお金や時間を投資しないのは、当然のことともいえます。

競争倍率だけ見ても、私立の歯科大学は圧倒的に合格しやすくなっています。低い大学は1倍に近いそうです。それでもなかなか学生が集まらないというのは、歯科医が厳しい仕事であるという状況をみなさんが知っているからでしょう。だからといって、学費をダンピングするのは最も単純で末期的な手法だと思います。それよりも先に「どうしたら業界を明るくできるか」を考えるべきです。

一般的にはあまり知られていませんが、歯科医にはいろんな病気リスクが伴います。治療中に粉を噴き上げるので眼科系の疾患が多く、場合によっては切る、刺す、取り除くといった〝血をみる〟処置があるので、肝炎や感染症をもらう確率も高い。

こういったことを加味すれば、それなりの収入がないとやる気も起きない現状は、わかっていただけると思います。また、それなりの売上がないと人や設備などへ次の投資もできません。それは医療業界において致命的ともいえます。

同世代の開業歯科医のなかには順調に〝ビジネス〟を営んでいる人もいますが、そのほとんどは土日のどちらか、あるいは両日とも営業しています。自らの休みも削り、家族との時間も削り、スタッフをたくさん雇ってシフトを組む。「いつでも開いていますよ」はよいことかもしれませんが、これでは体力勝負です。

そうなるとシワ寄せは必ずスタッフにも押し寄せる。疲れ切ってしまい、長続きせずに辞めてしまうという、負のスパイラルが生まれているのです。スタッフの中でも特に歯科衛生士は絶対数が少なく、圧倒的な売り手市場ですから、辞められると経営者でもある歯科医師は頭を抱えることになります。どこまでいっても不安や悩みから解消されないのが歯科医の現状なのです。

では、歯科医の年収はどれくらいが妥当なのでしょうか。個人的で感覚的な数字ですが、私はせめて１０００万円は稼いでほしい。開業医ならばもっと稼がなければなりません。それも残業に残業を重ねるやり方ではなく、もっとスマートに実現できないのか。ナカイデンタルオフィスでは創業から、この命題に取り組んできました。

その上で断言できます。

その方法は必ずあります。

歯科技工士がいなくなる⁉

近い将来、歯科技工士はいなくなる時代が確実にやってきます。これはショッキングな事実です。

実はもうすでに半分は〝技工士レス〟の時代に入っています。少し前までは技工士がスタッフとして医院に常勤していることが多かったのですが、いまではそのほとんどが必要に応じてのアウトソーシングです。さらに追い打ちをかけるように国内の技工士学校もどんどん閉鎖されています。どうしてそうなったのでしょうか。

大きな原因は多くの歯科医たちが薄利多売のビジネスを選んでいるからです。私は歯科医と技工士に上下関係があるとは思いませんが、歯科医から技工士へとお金が落ちるので、歯科医が薄利多売を求めると、どうしても技工士にシワ寄せがくるのです。

なんと歯科技工士の平均睡眠時間は3～4時間、国家資格でありながら離職率75％、平均寿命57歳（技工士会調べ）だそうです。

なぜそのように過酷な労働条件になるのかといえば、売上を上げるためには薄利多売で手を動かし続けなくてはならないからです。少しでも利益を出すために、技工士にどんどんオーダーして「いつまでに作ってこい」と納期を急かす歯科医も多い。特に年末などは正月までには治療を終えたいという来院者さんが続出するので、発注のピークになる。経営する歯科医にとってみれば現金収入にもなるので、ここぞとばかりに技工士にオーダーしていく。そして技工士は自分の命を削りながら、それに応えているのです。これが実情です。

歯科医院・診療所に対して技工士の絶対数は足りていません。さて、そうなると、どういう将来が描けるでしょうか。技工士が歯科医を選ぶ時代がやってくる、ということです。

技工士が「歯科技工料と被せ物の単価設定を下げろ」と値切る歯科医とは仕事をしたくないのは当然です。納期を急かす歯科医も然りです。ギャラの支払いがルーズな歯科医も選ばれない。値切らない、急かさないはこれからの大原則です。

歯科医を取り巻く環境が改善して、良い労働条件を技工士に提示できるようになっていけば、技工士の数は再び増える。しかし、現状が変わらなければ、嫌でも技工物を輸入しなくてはいけない時代が来るでしょう。

数年前に親しい日本人の歯科医と中国にある歯科技工のラボを視察に行きました。何百人もの技工士が流れ作業でつくりあげていましたが、まったくもってわれわれが求めるプロ意識が足りませんでした。つくったものが口の中に入るという意識がないからクオリティが低いのです。

さらに、「歯科医のレベルが下がるから技工士のレベルが下がる」という傾向も出始めています。歯科医の目が利かなくなると、当然ながら技工士の手抜きの仕事が増えます。いまの日本の歯科業界は全体的にそうなりつつあります。そうなると一番困るのは来院者なのです。

日本の歯科技工士の技術と生活を守るためにも、もっと歯科医がしっかりしなければなりません。歯科医が変わらなければ、歯科技工士はいなくなり、業界全体が沈んでいってしまうのです。

減り続ける「開業志向」

もうひとつ、厳しい未来を暗示しておきましょう。将来、開業医が激減するかもしれない、家の近くのかかりつけの歯医者さんがなくなってしまうかもしれないというお話です。

あるアンケート調査があります。東京医科歯科大学の学生にリサーチしたところ、ひと昔前は学生の９割が「開業したい」と答えていたそうですが、いまは１割を下回るそうです。逆にいえば、ほとんどの学生が「開業したくない」と言っているのが現実。この状況、おかしいと思いませんか。

彼らにしてみると、開業してリスクを伴うよりも「どこか高い給料で雇ってくれる安定した医院に就職しよう」という考え方なのでしょう。あるいは「大学に残れたらラッキー」といったところでしょうか。

それも仕方のないことなのかもしれません。学生たちは歯科業界に関するネガティブな話ばかり聞かされるからです。当然ながらマイナス思考になる。私も学生時代に周りから「歯科医は大変だ」「歯科医は儲からない」「歯科医に高級車は買えない」といった話を聞かされ、何度か気持ちが萎えそうになったことがありました。それが十数年前の話です。

実際、かなり不安になって、歯科大の在学中にセンター試験を受けて医学部に入学しなおそうと考えたほどでした。〝歯科医という将来〟から逃亡を企てたのです。ちなみにセンター試験では良い点がとれたのですが、2次試験で「数学ができない」という致命傷があったため、見事に不合格でした。

何が言いたいのかというと、私たちの学生時代でも、歯科医に対してそれほどの危機感を覚えていたということです。いま歯科大学では私と同世代の人たちが指導的立場にあるので、彼らも教え子たちが目指す歯科医師を取り巻く現状に、当時の数十倍の危機感を覚えているでしょう。そしてその危機感を伝えているはずです。学生たちは未来に夢を描けるでしょうか。開業医として成功する自らの姿をイメージできるでしょうか。

開業医になって苦労するなんてごめんだ、というのは、真っ当な反応だと思います。そのネガティブな思考を覆すには、やはり私たち現役の歯科医師、開業医が元気に楽しく、そして経済的にも豊かでなくてはいけない。若い学生の未来、いや日本の未来のためにも、私たち現役の歯科医が成功していなくてはならないのです。

第 3 章

日本の歯科経営の未来は韓国式にある！

「Ｙｅ歯科」との出会い

２００５年10月に受けた医療セミナーで、私は初めて「Ｙｅ歯科」の存在を知りました。そのときはいまひとつピンと来なかったのですが、インターネットで情報を調べていくうちに強く興味を引かれるようになりました。

名前の由来は、韓国語で礼節の「礼」＝（イェ）、芸術の「芸」＝（イェ）、そして「Ｙｅｓ！」＝（イェ）。これは「お客様に礼儀のある態度で接すること」「歯の詰め物や被せ物など治療は芸術であること」「お客様には『はい』とお答えすること」というポリシーが表現されています。

１９９２年にソウルのカンナムでオープン以来、Ｙｅ歯科はお客様中心の〝Ｙｅ哲学〟を武器に「歯の治療は怖い」といったマイナスイメージを打破する歯科医院として注目され、私が知った当時、すでにアジア最大級の歯科グループといわれていました。２０１１年９月の時点で、Ｙｅグループは韓国国内に80カ所、中国、ベトナムにも支店を持つ一大グループとして君臨したのです。

最も興味がわいたのは、歯科医なのにフランチャイズで多店化していた点です。私自身は歯科医院をＦＣ展開しようという考えはありませんでしたが、その規模の大きさに度肝を抜かれました。歯科の治療にほとんど保険が適用されない韓国で、どんな経営システムを構築して成功を収めているのかが知りたくなったのです。これはアクセスしない手はない、と考えました。

創業者は朴仁出（パク・インチュル）先生という韓国人で、矯正歯科医として28年の実務経験がある人物です。

最大の特徴は歯科医院を「サービスを提供する組織である」と定義づけた点です。他の業界では当たり前のことでしょうが、こと医療業界に関しては顧客の視点で考え、質の高いサービスを提供するという考え方自体が受け入れられにくいのです。

現に創業からしばらくは「医療人なのになぜサービスを提供しなければならないのか」と多くの職員が辞めていったそうです。それでも朴院長はクオリティの高い治療を目指し、新しいシステムの導入、斬新なクリニックの出店、業界にはなかったコンセプトの導入など、さまざまな施策を展開して成長を続けました。

なかでも特筆すべきは、95年に韓国で初めてコーディネーター制度を導入した点です。私が実践しているのも、Ｙｅ歯科から学んだコーディネーター制度。これは歯科医院経営を変革する力を持ったシステムです。

朴先生は、韓国の歯科グループにおいて〝変革者〟としてカリスマ的な存在となりました。前政権では政策に関わるようなグループにも参加するなど、活躍のフィールドを広げていったのです。

ハングルで書いた一通の手紙が人生を劇的に変えた

その頃、私は出身地である大阪・岸和田にあるクリニックの勤務医でした。体調を崩していた院長の代理として、売上も好調で良い結果を残していました。

院長の体調が復活して診療所にぼちぼち顔を出すようになっていたので、「韓国へ勉強しに行きたい。もしくはベトナムに歯科のボランティアに行きたい」と院長に直談判しました。これまで私が院長をサポートしたことへのひとつの回答という意味合いもあったと思いますが、院長が「では、どちらか一つを選びなさい」と快諾してくださったので、私は韓国を選びました。

さっそく韓国語の勉強を始めました。２カ月後の２００６年９月、韓国語の教師にアドバイスを請いながらも、Ｙｅ歯科の朴院長に、自らの手で「いろいろと勉強させてください」といった内容の手紙をハングルでしたためました。

すると数日後、オフィスに日本国籍のスタッフから日本語で電話が入り、朴先生が「ぜひ見学にいらっしゃってください」と承諾してくださったという返事をいただきました。ソウルのＹｅ歯科の本院は海外の駐在員も多いエリアなので国際治療部もあり、日本語が話せるコーディネーターもいたことが私にとっては幸いでした。

手紙を出した翌月の10月、いざ本店を訪問してみると、待っていたのは3時間ほどの院内ツアーでした。最も印象に残ったのはスタッフ一人ひとりが輝いていたことです。建物、設備もすばらしいのですが、何よりもスタッフの笑顔、真剣な表情、誇りを持って働いていることが自然と伝わってくる立ち居振る舞い。

何人かのスタッフと直接話をすると、それぞれが目標を持ち、歯科医院の経営について深く考えている。さらにしっかりとした哲学を持っていました。また、スタッフの方々が朴先生を尊敬していることも、ひしひしと伝わってきました。

さまざまな点で深く感動したのですが、それだけでは満足していない自分がいたことも事実でした。終了後、私はすぐに「やはり見ただけではわかりません。給料はいらないので、ここで働かせてもらえませんか」とお願いしました。

そんなことを言えば、後々になって生活が苦しくなっていくことはわかっているにもかかわらず、です。でも、そのときは、そうするしか方法がないと直感したのです。

結局は「ライセンスの問題もあるので、働かせることはできない。しかし、もっときちんとした教育プログラムをあなたのために組みましょう。来月、1週間くらい勉強に来なさい」という結論になり、私のために教育プログラムを日本語で作成してくれたのです。

この研修を受講するにあたって、Ｙｅ歯科には一銭も支払っていません。韓国では日本に対するライバル心や嫌悪感を抱いている人もいますが、尊敬と憧れを持っている人がいるのも事実です。幸いなことにＹｅ歯科は後者でした。優れた文化水準を誇る日本人が、韓国から学ぼうとしている。その事実を喜んでくれたようで、とても手厚く歓迎されたのです。

一通の手紙で私の人生は劇的に変わりました。私の座右の銘は「**動くと道ができる**」です。Ｙｅ歯科と友好関係が築けたのも、ハングルを学び、手紙を書いたのがきっかけでした。世の中には頭で考えているだけで行動を起こさない人が多いと思います。はっきり言えばもったいない。もっと言えば、行動を起さなければ、考えなかったのと同じです。行動しない人の多くは失敗を恐れているのでしょう。でも失敗は失敗のまま終わらせなければ失敗ではありません。とにかく動かなければ成功どころか失敗すらできないのです。そして失敗の先には必ず成功がある。私はそう信じています。

わが師、朴仁出（パク・インチュル）

韓国は封建的な年功序列の縦社会です。特に医療業界は年上が年下に対する態度や物言いが厳しい。しかし、朴先生は私より19歳も年上なのに、物腰柔らかく接してくださいます。これは世界で成功している人の共通項だと思います。周りには優しく「来る者は拒まず、去る者は追わず」といったスタンスです。

朴先生はイ・ミョンバク政権時代、医療系会議に出席する民間人の中心人物でした。メディカルツーリズム委員会でも矯正歯科医としての知名度は高く、ソウルで最初の矯正歯科専門医院をオープンした人物でもあります。本も何冊か出版しています。

それまでの歯科医療のビジネスモデルを崩した変革者は、国内でも有名です。東方神起やＢｏＡが所属するプロダクション「ＳＭコーポレーション」のイ・スンマン社長ともソウル大学の同級生で、同じバンドのメンバーだったそうです。Ｙｅ歯科には俳優のペ・ヨンジュンや野球のソン・ドンヨル、サッカーのパク・チソンなど有名人もたくさん来院しています。

韓国では、歯科医師は個人開業するのが主流です。しかし、朴先生は早くから多店化をしたいという野望があったので、ソウル大学を卒業後、同じくソウル大学出身の４人の歯科医師を集めて計画をスタートさせました。

すでに４人それぞれがかなり成功していたのですが、さらに力を持ちたいと結成された組織で、開業から半年間はひたすらミーティングを重ねたのだそうです。この間に強固なビジネスモデルを構築します。

日本でも有力な医師が自分の分院を他の若い医者に任せるケースはありますが、朴先生は自分よりも能力が高い医師を集めた点が大きく違います。複数の歯科医と共同で起業すれば、さらに知識や可能性も広がるという考えをベースに、初めてフランチャイズ化に成功した歯科医師です。

彼は立ち上げの段階から、私が特に注目し、医院経営に取り入れている「コーディネーターシステム」の導入を始め、来院者目線での徹底した情報公開を手がけていました。歯科医が普通は隠したがる情報もどんどん出していたのです。

たとえば、チャージ費や診療費をいくら取っているかという料金内訳も生々しく公開していました。「私のやり方はこうです。あなたが受けている治療はこれです」とつまびらかに情報公開するのです。口の中は見えないだけに、見せないままやり過ごす歯科医師が多いなかで、彼のように細かく来院者を教育するタイプは同業者から目の敵にされました。

実際に朴先生は韓国の歯科医師界からはかなりのバッシングを受けたそうです。あそこはよくないという情報を実名でマスコミに流されるなど「潰し」の圧力をかけられたのです。ところが、彼にはこのビジネスをさらに大規模にしたいという大志があり、信念もありました。自分たちの手法が誰にとってもプラスになると信じて疑わなかったのです。

韓国の姿を通して見えてくる日本の歯科事情

日本で歯科がある大学は約1億3000万人の人口に対して29大学、韓国では約5000万人の人口に対して11大学です。

韓国の上水道にはフッ素が含まれています。日本では以前からアイデアとしては挙がっているようですが、隣国ではすでに実現しているのです。ここでもむし歯予防に対する意識の高さがうかがえます。

結婚情報会社ソンウ付設の韓国結婚文化研究所が2007年に発表した「配偶者の職

業および学歴の順位結果」によると、男性は海外プロスポーツ選手・判事・高位公務員が、女性は海外プロスポーツ選手がそれぞれ職業指数１００・０で１位に上がりました。

特筆すべきは第２位です。なんと歯科医（99・８点）だったのです。ちなみにその後は韓方医師（99・７点）、検事（99・５点）、公企業経営管理職（98・６点）となっています。韓国では歯科医の人気が驚くほど高いのです。ここにも日本との大きな差が表れていると感じます。

重要なのはここから。日本とは保険制度が大きく違い、韓国では基本的に歯科は自費診療です。だから、治療に対して来院者さんからの要求度が高い。美意識が高いので矯正の需要も多く、メンテナンスをきっちりする習慣があります。

歯を失えばインプラントする人も多いので、歯に対する国民的な意識は高いといえるでしょう。一説によれば、韓国の歯科医師の２人に１人はインプラント治療を行うことができるそうです。

その一方で、マイナス面もあります。保険が適用されないので、口の中の格差は大きいのが実情です。収入が少ないために噛めなくなっている老人は大量にいます。これはたしかに重たい事実であり、問題です。

一方、保険が適用される日本ではこの格差はあまりありませんが、歯の治療に対して軽視している節があって、遅刻はもちろん予約のキャンセル率も高く、歯科医へのリピート率が下がっているといった、歯の健康にとってはお世辞にもよいとはいえない環境になっているのが現実です。

韓国での治療は真剣勝負です。歯1本の値段が違います。コンポジット・レジンという白い樹脂で固める治療は、日本で手がけると自己負担は1000～1500円なのに、韓国だと2～3万円はかかる。ミスすると裁判になるほどです。

アメリカでは歯1本の神経を抜いて被せ物をしただけで2000～3000ドルかかる。治療にそれだけ費用がかかるので、予防にも敏感です。そして何かトラブルがあるとすぐに訴えられます。

数年前のことですが、アメリカでむし歯を治療した知人は、2本治すのに2300ドル費やしたそうです。その治療費が正当かどうか、私にはよくわかりませんが、それだけ高額な治療費だとわかっていれば、当然、人は健康のために予防歯科に通うようになります。他の知人の話によると、歯科医院に口腔内のチェックに6カ月に1回通うことが、アメリカではスタンダードなのだそうです。つまり、韓国やアメリカの例を見る限り、「歯にお金がかかると意識が高まる」ということです。

日本人は歯に対する意識はきわめて低い。きちんとした啓蒙や教育、情報伝達を、日本の歯科医が手がけていない証拠です。痛くなった人を治療して痛い人がいなくなれば、次の痛い人を待っているだけの「待ちの営業」では何も変わりません。日本人の多くは歯科医に「歯を削られた」「歯を抜かれた」と言いますが、「削られた」「抜かれた」原因を理解しようとはしません。まるで「削った」「抜いた」歯科医が悪者のような位置づけです。

そうさせているのは誰なのか。それは歯科医自身です。本来ならば「削ってもらった」「抜いてもらった」と言ってもらえるはずなのに、きちんと情報を提供していないから、ネガティブな反応が生まれるのです。逆にきちんと説明すれば来院者に質が高い治療を選ぶ目が芽生え、歯に対する意識も高まるのは確実です。

想像を絶する本院の規模とデザイン

ソウルの中心部、まわりにはブランドショップがひしめく超一等地にある15階建てのＹｅ歯科の本院は、一見すると高級ホテルのようです。この外観に圧倒されるのですが、入って驚くのが「受付」がないところです。

韓国は現金のやり取りが少ないカード社会なので、受付がない仕様が可能という面もあるでしょう。支払いも次回のアポイントもすべて個室で済ませます。これはかなりスマートです。

ソウルでも裕福な人が住んでいる漢江エリアにそびえる15階建ての本院には、受付がないかわりに14階にレストランがあります。昼はランチが楽しめ、19時以降は会員制のワインバーになります。グランドピアノがあり、立派なワインセラーが設置されています。これにはさすがにびっくりしてしまいました。

来院者は、はじめにこのレストランでコーディネーターのカウンセリングを受け、その後に歯科医のもとへ案内されるというシステムです。実は来院する前に、Ｙｅ歯科はすでに来院者にアプローチしています。電話で予約を受けた時点で病院のことがよくわかるウェルカムブックを来院者の元に送り届けるのです。これは医院のことをできるだけ知ってもらうという啓蒙活動です。

このウェルカムブックは、取り入れたいと思いながら、いまだ実現していない仕組みです。来院者は治療に訪れる前に、資料を読むことで医院を深く知り、よいイメージを持って、期待を抱いてくれる。これはその後の治療に大きなプラス効果をもたらします。私もできるだけ早く実現したいと考えています。

Ｙｅ歯科では検査をした口の中の写真を「あなたの口はこういう状態です」と来院者にスライドで見せながら、治療プランと費用をすべて提示します。スライドの最後には「歯医者さんでもよい思い出が作れるんですよ」という言葉で必ず締めくくるのです。

13階はＶＩＰルームです。私が見学したときは、４人の歯科医師がそれぞれかなりの広さの個室を持っていて、そこで治療に当たっていました。個室は各々の趣味やセンスが反映されていて、ゴルフをテーマにした部屋、図書館をイメージした部屋、お洒落なキッチンがモチーフの部屋などがありました。

12階は一般の診療室で、ＶＩＰルームの半分ほどの広さですが、それでも十分なスペースです。やはり担当医の趣味によって内装のデザインが違います。

矯正のフロアは映画がモチーフとなっていて、壁には有名が映画のポスターが貼られ、映写機など映画に関係のあるオブジェが置かれています。矯正は来院者の年齢が比較的若いことから、この階の待合室には無料で使えるパソコンとコーヒーマシン、無料のバナナやクッキーが用意されています。

2階には「ピグマリオンホール」と名付けられた、１００人ものスタッフが集まれるホールがあります。ここでスタッフの表彰など、さまざまなイベントを開催します。ホールの隣には社員食堂が完備されています。

すべての部屋でアロマを焚いていて、午前と午後で香りを変えているそうです。また、個室でカウンセリングしているときはリラックスできる音楽がかかっていました。歯科医院の雰囲気を消すために音楽は特に重要です。ＢＧＭがなければ殺伐とした空気と音しかないので、治療しているほうもされるほうも辛いものです。

日本では待合室だけクラシック系の音楽が流れているのが定番ですが、Ｙｅ歯科ではポップスやボサノバといった明るめの音楽が治療部屋で流れていました。さらに驚いたことにインプラントオペ室では歯科医師の好きな音楽ではなく、来院者の好みの音楽を流す、という徹底ぶりでした。

スタッフ教育にも衝撃を受けました。毎週月曜日朝8時から100名以上のスタッフを研修室に集めて「マンデーセミナー」を開催します。歯科の知識や接客マナー、経営学などは当たり前ですが、スタッフにMBA取得を勧めるレベルです。とにかく、規模も内容も日本と比べれば規格外の教育現場でした。

徹底したスターマーケティング

Ye歯科では、スタッフが医師をまるでスターのように紹介する「スターマーケティング」を実施していました。

これは心理学に基づいたマーケティング手法です。「人はその人の経歴や特長を、本人からよりも本人以外から聞くほうが、より信頼する」という傾向を利用します。

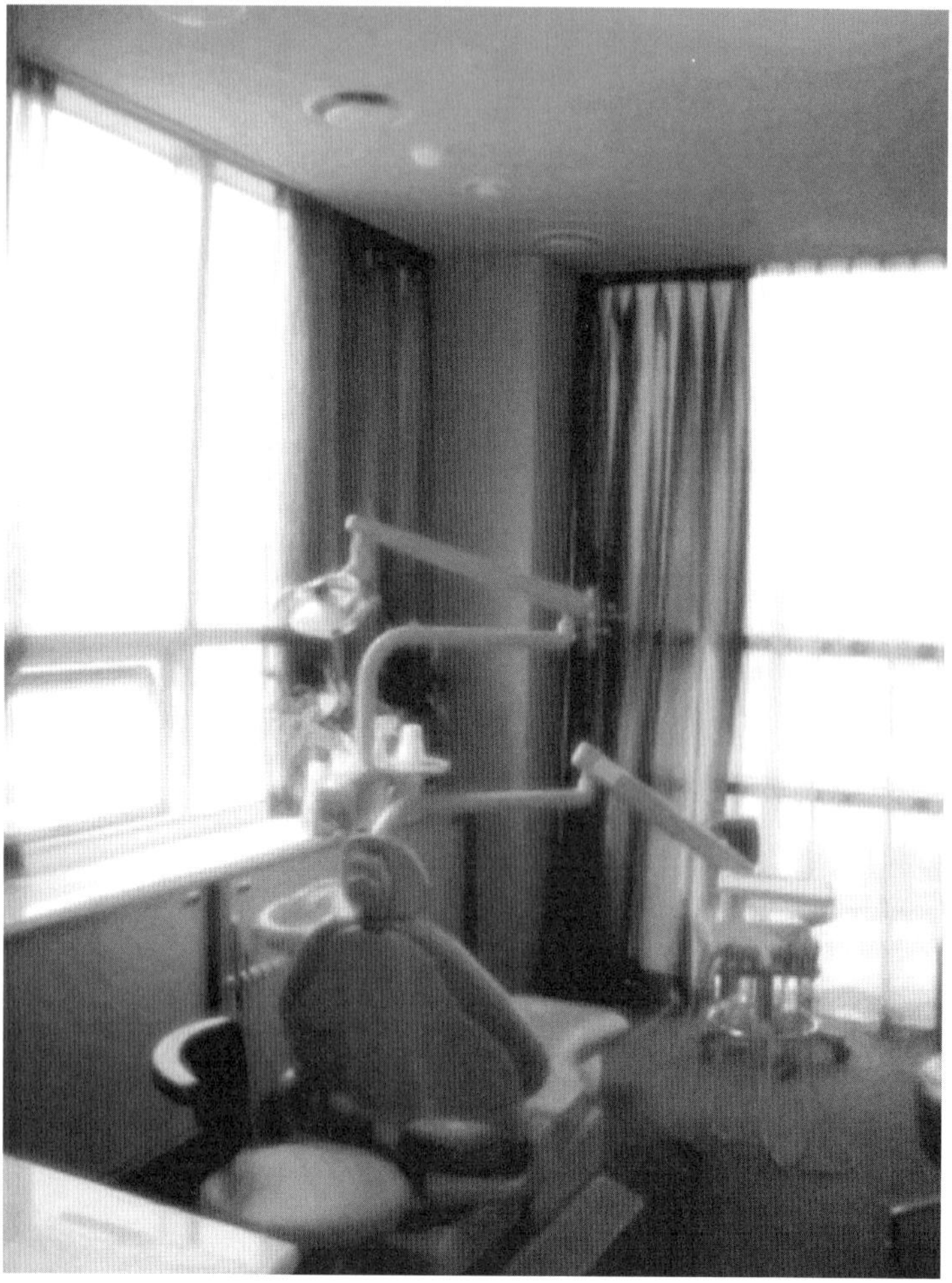

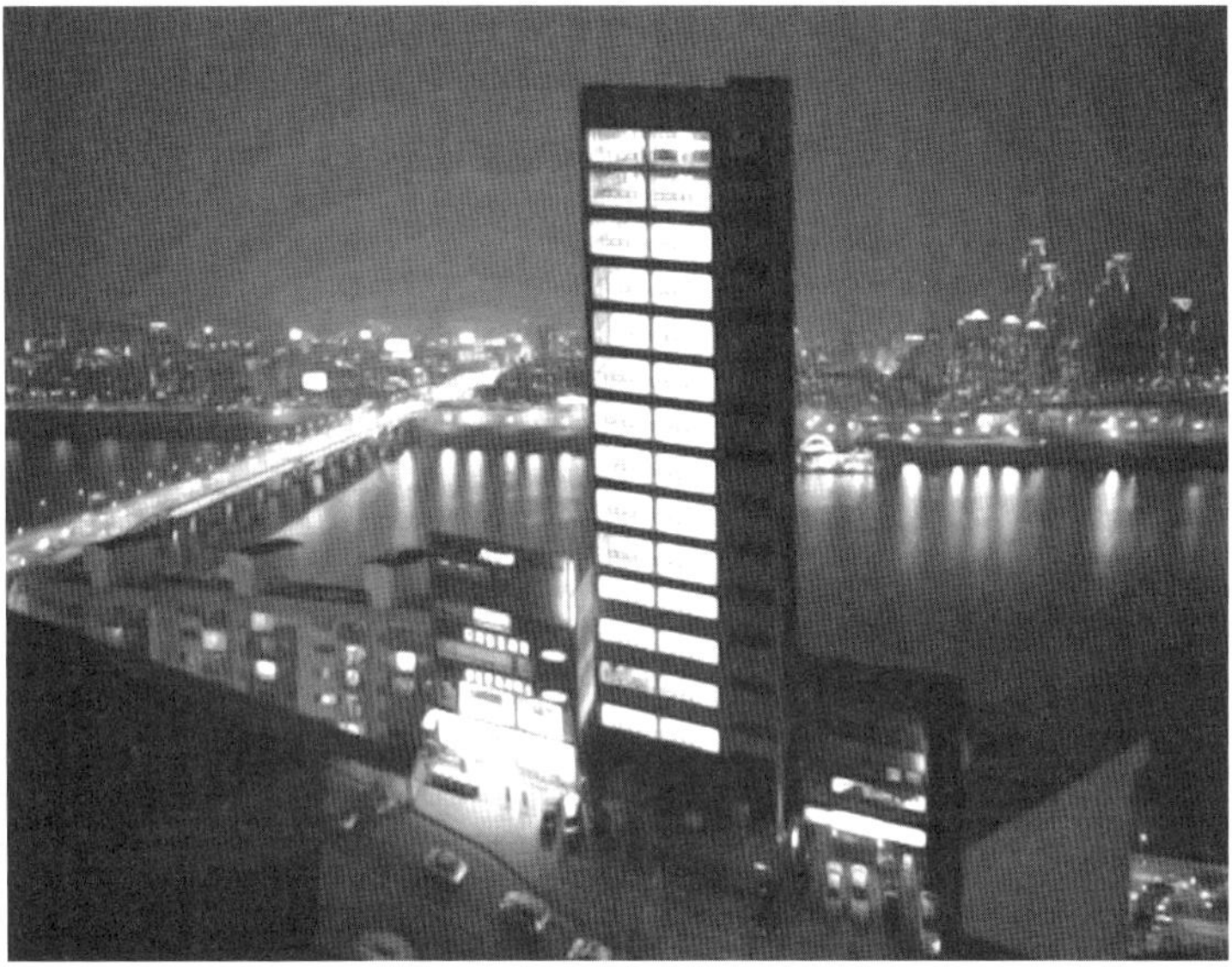

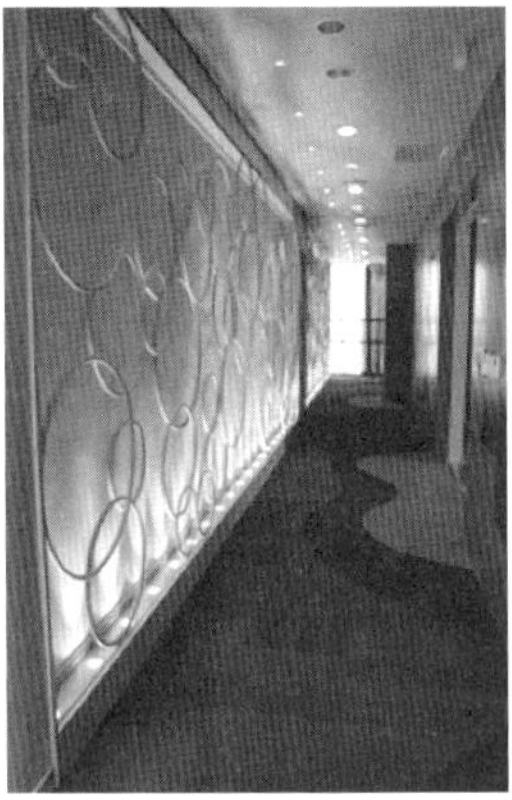

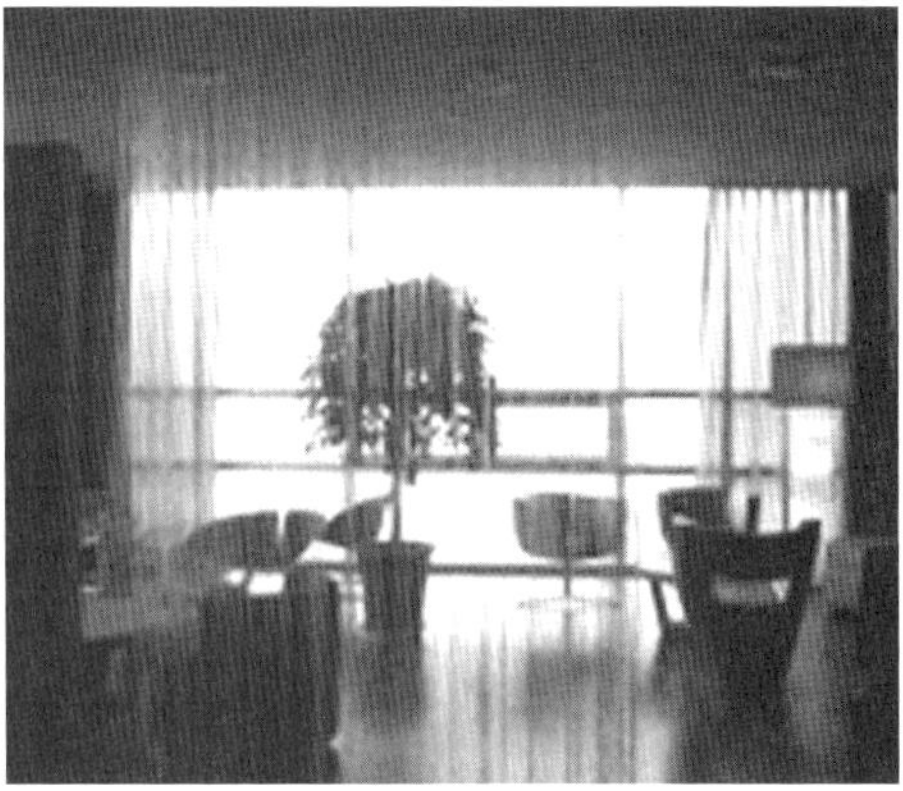

たしかに歯科医が自分で「私はこれくらいすばらしいのだ」と言ったら、なんだかうさんくさい。しかし、これをコーディネーターが、「いまからあなたを診察する先生は、実はこんな偉大な経歴を持っていて……」と説明してくれれば信頼できますし、来院者はそもそも良い先生に診てほしいわけですから期待が高まり、うれしくなります。持ち上げまくったところに、本人がぱっと現れるわけですから、それは効果がありますよね。

紹介するポイントは所属している学会、参加した技術研修、認定医の資格、症例数、得意な診療、論文や書籍などの刊行物、テレビや雑誌などで紹介された記事などです。これらをコーディネーターが熱っぽく説明するのです。

では、ナカイデンタルオフィスではどうかというと、実はまったく実施していません。コーディネーターによる紹介がないどころか、院内のどこを探しても私のプロフィールひとつ書いていません。スターマーケティングは個人経営にはあまり向いていない、と思うからです。

私の経歴によって来院される方が多くなるということは、私がいないと回らない組織になってしまう可能性が高まります。それから現在のナカイデンタルオフィスは、ほとんどが紹介とインターネットで事前に調べて来院される方なので、すでに信頼を得ていたり、医院や私に関する十分な情報を持っていたりという来院者ばかりなのです。

といいながら、最も大きな理由は、私がスターに祭りあげられるようなキャラクターではない、ということかもしれません。コーディネーターをはじめとしたスタッフに私をスターのように紹介してもらうことにも抵抗があります。

もちろん、完全に否定しているわけではありません。もし、「自分にはスターマーケティングが合うかもしれない」と考えることができるのならば、試してみるのもいいでしょう。その際に気をつけなければならないのは、やはりスタッフとの信頼関係だと思います。

ノウハウを個人経営スタイルに落とし込む

こうしてＹｅ歯科の仕組みやシステム、ハード面のすごさに触れると、「自分のような、まちの歯医者にはとうてい無理。関係ない」と思われる方も少なくないでしょう。ただ、スターマーケティングのように、私はＹｅ歯科のノウハウのすべてを採用したわけではありません。そもそも目指すところも規模も違うからです。

Ｙｅ歯科のビジネスモデルは世界企業になるべくしてつくられたのだと思います。そして実際に海外展開を実現しました。朴先生は日本に進出したかっただろうし、その先にアメリカも見ていたと私は考えています。

しかし残念ながら、Ｙｅ歯科の勢力は縮小しています（その後、本院は移転し、朴先生も院長を退かれました）。開業から20年以上が経っているので国内での認知度は抜群ですし、フランチャイズは韓国全土に現存していますが、中枢のマーケティング部門がどれくらい機能しているかは疑問です。理由はいろいろとあるのでしょうが、最も影響したのは本院に象徴される過剰投資ではないか、と私は見ています。Ｙｅ歯科の構想は壮大で、そのビジネスモデルが完成するまでには莫大な投資が必要です。

しかし、私がＹｅ歯科のノウハウの導入を勧めているのは、私のような小規模な個人の開業医です。私は歯科経営に必要なエッセンスだけ抜き取って、かつ気取らずに普段着でできる仕組みをつくったつもりです。日本は良きも悪しきも保険診療が行き届いていて、自費診療と混在している土壌なので、視線をＹｅ歯科のように上げなくても取り入れられるのです。

ずばり言ってしまえば、私たちがＹｅ歯科から学ぶべきことはコーディネーター制度です。これで歯科医院経営はがらりと変わります。もちろん、導入するためにはいくつかの準備や工夫が必要ですので、それは次章以降で詳しく説明していきます。

このようにＹｅ歯科で教えてもらったことを個人経営バージョンにして実践していることを、そしてある程度の形ができたことを、いま生意気ながらも師匠である朴先生にフィードバックしたいと思っているところです。

日本式の良いところ、悪いところ

日本式のすばらしい点は、高い能力を持った歯科医が育つ環境です。勤勉な人が多く、諸外国に比べ圧倒的に手先が器用な歯科医が育っています。特にいまの若い歯科医は仕事が早くて正確ですが、それが薄利多売という構造を生む原因の一つになっていることも事実です。

東南アジアやアフリカはわかりませんが、中国や韓国、先進国と比べると日本の歯科医は診ている来院者数が圧倒的に多い。経験値が上がれば「ここまで削ればＯＫ」という予測が立ち、完成形のビジョンが頭に描かれているので早く治療ができます。

手先が器用な日本の歯科医はできるだけ来院者の歯を削らずに残しますが、諸外国の歯科医は、歯をおおざっぱに削ります。もしそれで歯が弱って抜いたほうがよいならば、インプラントを勧めるという考えです。

日本の歯科医は高い能力を持っています。その高い能力を駆使して利益につながればよいのですが、歯科医の多くはいわゆる〝日本病〟に冒されているのです。

マイナスなことばかり報道機関が発信しているのが原因かもしれませんが、何をするにしても必要以上に「日本はいま厳しく辛い環境だ」と思いこみ、ただただじっとしている。歯科業界の現状はまさに閉塞状態ですが、「厳しい。辛い。いまは我慢するしかない」では何も変わりません。はっきり言ってしまえば、変わろうという〝業界努力〟が足りなかったために、いまの厳しい現実があるのです。私はここが日本式歯科経営の弱点であり、盲点だと考えています。

たとえば、飲食業界ではこの20年、30年でサービスの質は著しく向上しました。変化に対応できなかった店はどんどん潰れています。そんな状況でも潰れない店はある。努力をしている店です。

では、歯科医院はどうでしょうか。どんな変化があったでしょうか。自省を込めて、歯科医院は変化への努力が足らなかったと思います。

しかし、高い技術と知識を武器に歯科業界全体を押し上げていこうと一致団結すれば、明るい未来はきっと開ける。私はそう確信しています。そのためにもぜひコーディネーター制度に目を向けてほしいのです。

グローバル対応のためにもコーディネーターを

医療ツーリズムについてはこれまでさまざまなシーンで議論されてきました。大阪府でも予算を組んで関西国際空港の対岸の「りんくうタウン」にメディカルツーリズム用の施設をつくろうというプランがありましたが、尖閣諸島問題がクローズアップされて以降、いろんなプランが止まってしまい、頓挫している感もあります。歯科治療に関して日本ではまだ海外の需要はほとんど獲得できていないのが実情です。

ただ、周辺の動きを見ていると、アジア圏の医療ツアーの市場は拡大しています。よく「国家の5％は富裕層だ」という言説を聞きます。中国の13億人の5％はざっと6500万人。すでにシンガポールやドバイには高度な医療を求める人たちが流れているといいます。

そうした国はすでに法整備も進めています。私自身は、医業の国際化の足音がもうすぐそこまで来ていると感じています。しかし、日本の対応は鈍い。私のような一介の医療人が話すことではないのかもしれませんが、日本の歯科業界もこのような大きな潮流である国際化への準備が必要なのではないか、と常に思っています。

特に歯科の場合、全身疾患に比べると、治療しながら観光したり、場合によっては食事もできたりしますので、チャンスは大きい。大阪でもユニバーサルスタジオや有馬温泉、あるいはアウトレットとか百貨店が医療と一体となって進めよう、という話がありました。ヘリコプターを飛ばせば十数分で京都にも行けるのです。

実際に海外にはコンシェルジュがいる歯科医院があって、治療を観光とセットにして提案しているそうです。そうした先行事例を耳にするたびに、日本は一歩遅れをとっていると感じずにはいられません。

では、現実的に外国人を受け入れることができるのか。言葉の問題は英語ができるコーディネーターを雇うだけで解決します。私が知っている限り韓国や中国では、歯科医師の語学レベルがそれほど高くなくても、コーディネーターが堪能であれば、まったく問題ありませんでした。

韓国で、中国人客を明確に意識したインプラント専門クリニックを見学したことがあります。韓国語と中国語を両方表記して中国人向けサービスを充実させていました。中国や台湾から美容整形をするために韓国を訪れる人も多く、歯科もその一部に組み込まれているようです。

一方で、日本は高い技術力を誇っているにもかかわらず、こうした分野に弱い。その理由の一つは歯科業界が従来のやり方から脱却できていないからです。ナカイデンタルオフィスを例に挙げれば、数カ国語に堪能なコーディネーターが一人いてくれれば、外国からの来院者に即対応できます。

というのも、私が学んだ韓国の方式のほうがグローバルスタンダードになっていくだろうからです。その意味でも韓国式の導入は間違っていない。これからはコーディネーターの基礎的な資質に語学が入ってくる時代になるのでしょう。近い将来のグローバル化に対応していく意味でも、コーディネーター制の導入は有効です。ぜひ具体的に検討してほしいと思います。

第 4 章

仕組みを導入する前に
やっておきたい3つのこと

スタッフとの関係、立ち位置を考えよう

ここまでコーディネーター制が歯科医院経営を劇的に変える力があることを繰り返し述べてきました。そして、導入には大きな投資が必要ないことも強調してきました。ただ、「仕組みを取り込めば、すぐに安定的に運用できるか」といえば、そうではありません。導入前に整備しておかなければならないことがあるからです。私はそれを3つの要素にまとめました。

① スタッフとの良好な関係を築くこと。
② 徹底してミーティングを実施すること。
③ スタッフが働きやすい環境を整備すること。

この3つの取組みを順に説明していきます。

まずはスタッフとの関係です。良好な関係を築くには、まず「院長とスタッフは平等な関係であると認識する」ことから始まると私は考えています。

経営者である私は責任とリスクを背負うので、他のスタッフよりも権限があり、かつ収入は多い。しかし、私は全スタッフと対等な立場だと公言しています。理由は簡単です。人間は一人では何もできないからです。使い古された言葉かもしれませんが、やはり「周りあっての自分」です。

スタッフからズバズバ言われると、たまにカチンとくることもありますが、はっきり物を言ってもらって気づくこと、改善につながることは決して少なくありません。スタッフが発言してくれること自体にとても感謝しています。

万が一ミスを犯した場合も「任せた私の責任でもあり、私とあなたは対等な立場なので、これからも心配せずにどんどんチャレンジしてほしい」と言い続けています。

短期的に売上という結果を出すならば、命令口調で指示を出すのが得策かもしれません。しかし、言われたほうはどういう気持ちで働くでしょうか。常に求人広告が出ている病院は、そういった人間関係に問題があるのだと思います。２００７年4月2日にオープンして以来、ナカイデンタルオフィスでは寿退社をのぞけば、ほとんどスタッフの入れ替えはありません。

ちなみに陣容を紹介しますと、歯科医師は私だけ。月2回は矯正歯科専門の先生にお手伝いをいただいています。歯並びをきれいにすることは美的な側面だけでなく、きわめて有効な予防であるとの考え方からです。歯科衛生士2名、コーディネーターという肩書のスタッフが2名、受付専門が1名。矯正の先生以外は常勤で全員社員です。誰にでも何でも言えるフラットな関係があってこそ、一緒に働くスタッフとの連帯感と一体感が生まれるのは間違いないと確信しています。

ミーティングから始まるコミュニケーション

次にミーティングです。ミーティングは徹底的に、そしてスタッフからの意見が出やすい環境づくりに努めています。ミーティングにもいくつか種類がありますが、最高議決機関である「全体ミーティング」は診療時間を割いて開いています。

歯科医院によってはほとんど会議をしないところもあるようです。また、会議は開くけれども、サービス残業のように診療時間後にスタッフを集めている医院が少なくないと聞きます。ナカイデンタルオフィスでは、あえて診療時間内に会議を開くことで、全員の参加意識を高めています。

本来ならば来院者への治療にあてることができる時間ですから、短期的に見ると、そのぶん売上が上がる機会を失うことになる。経営者的な立場からだと、誰も手は動かしていないのに、給与は発生している状態でもあります。

じゃあなぜ実施するのか。それくらいミーティングを重要だと考えているからであり、この思いはスタッフにも共有してもらう必要があります。だから診療時間内なのです。

全体ミーティングでは基本的に各自が議題を用意して臨みます。気になっていることや、話したいことなど何でも構いません。実際に、会議で提案されるアイデアがサービス向上につながっています。

具体的な例を挙げてみましょう。ナカイデンタルオフィスの構造は1階が受付とカウンセリング室、2階が診療室です。1階と2階の往来には階段を使いますが、来院者のお迎えとお見送りには必ずコーディネーターを一人付き添わせるようにしています。来院者は私には直接言いにくいことを、スタッフに話すケースもあります。そういったご意見が会議で議題にあがると、即時対応するのが基本方針です。

実は、立ち上げから数年は〝私自身〟がターゲットでした。歯科医として未熟な点を集中攻撃されていたので、週1回の全体ミーティングが辛くてしょうがない時期もありました。しかし、積み重ねていくことで「ほんのちょっとしたことでも、そこに気づけたら改善できる」ことを学びました。

スタッフから実にさまざまなアドバイスを受けました。たとえば、診療台では水や薬剤が飛んだりするので、来院者の顔にタオルをかけた状態で治療するのですが、「タオルを取るときにいきなり外してイスを起こすのではなく、『タオル取りますね』と声をかけてから取るだけでも来院者の気持ちは違います。いきなり取ると来院者さんがびっくりした顔をするので、あれはやめたほうがいい」

と指摘されました。

いまとなってみれば当たり前の「声かけ」ですが、当初は私自身のルーティンに組み込まれていなかったのです。そのほかにも、

「先生は診療中に携帯電話をマナーモードにしていますね。そのバイブ機能の振動が治

療中の来院者にとって耳障りだと思います。バイブ機能はオフにしたほうがよいと思います」

といった細かい配慮にまで及びました。

議事録はすべてノートに残していますが、そのアドバイスの積み重ねの先にいまがあると感謝しています。スタッフたちの言葉と想いが詰まった議事録ノートは、私にとってかけがえのない財産です。記録にはスタッフのむき出しになった感情の爪痕が残っています。未熟なところを責められるのは辛い体験でもありますが、経営者の方々には、必ず何らかの気づきがあると思います。

会議を実施すると言葉にすれば簡単ですが、実行するのは簡単ではありません。特に途中から始めるのは最初から手がけるよりはるかに大変だと思います。しかし、会議がもたらす効果は絶大です。はじめはいろいろとぎくしゃくするかもしれませんが、ぜひ乗り越えて継続してほしいと思います。

開業から9年近くが経ち、いまはオフィス内の体制が固まったので、全体ミーティングは週1回で30分から1時間ほどを費やしています。

「お疲れ様でした」ではなく、必ず「ありがとうございます」で終わるのも習慣です。これは「周りに勉強させていただいた」という感謝の気持ちを忘れないためです。不思議なものですが、院内で交わされる会話には「ありがとうございます」の言葉が増えてきました。

個人ミーティングは「聴くこと」に徹する

毎月給与を渡すときにスタッフ一人ひとりと「個人ミーティング」をしています。5人のスタッフに2時間を費やします。

ミーティングではまず「何か僕に言いたいことはありますか」と投げかけます。毎回同じ問いかけをしているうちに、本音が引き出しやすくなりました。

スタッフとはとにかくコミュニケーションの量を増やすことが肝心だと考えています。質もたしかに大切なのですが、まずは量。最初はたわいない会話に終わったとしても、言葉を交わすことに意味があります。

継続していると、表情やちょっとした口調の変化から、問題を見つけることができるようになります。普段の業務の中では気がつかない些細なことでも、それが不満につながっているケースがあります。一つひとつは小さなことでも、溜まりに溜まって、ある日突然、フラストレーションの限界点が訪れて「もう辞めます」という結果になる。これを防ぐためにも、日常的に不満のタネを見つけておかなくてはなりません。そのためには何といっても話を聞くことです。ホウ・レン・ソウを待つのではなく、こちらからホウ・レン・ソウをするぐらいの「働きかけ」が必要です。

スタッフ同士を直接戦わせないことも大切です。ヒアリングをしていると、ともに働くスタッフへの批判を聞くこともあります。そういうときは波風を立てない上手なパイプ役に徹するようにしています。

具体的には「それじゃ、僕からやんわりと伝えておくから」と答えるときもありますし、「気持ちはわかるけど、彼女も理由があってそういう行動を取っているんだと思うよ」と批判されている側の言い分を代弁してあげることもあります。大切なのは訴えているほうの言い分を、まずはしっかりと聴いてあげることです。

経験を通して見えてきたことがあります。スタッフは必ずしも私に問題を解決してほしいとは願ってはいない、ということです。多くの場合、「とりあえず聞いてほしい」「とりあえず言いたい」のです。「先生、私のことわかっておいてね」「私もその点では我慢しているんですよ」「先生、私がいないと大変なことになりますよ」。こういった個人の意思表示を「聞く」のが私の大事な役目だということです。

プライベートな相談もあります。家族のこと、彼氏のこと、友人とのこと。それらも特に解決策を提示してほしいわけではない。良い聞き役に徹しています。

さらに、私はYe歯科の「タウン・ミーティング」という手法を採用しています。街や公園、レストランなどに出掛けていい気分で話そうという取組みです。診療所内だと煮詰まってしまうので、新しい目線や考え方を得るために場所を変えてみるという会議の一手法です。他の業界ではよくある取組みかもしれませんが、歯科業界ではめずらしいのではないかと思います。

このようにミーティングを繰り返してきた結果でしょう。あるとき、スタッフの一人が何気なくこんなことを言ってくれたのです。

「前に歯科医院でアルバイトをしていたときは、時間をこなすことしか考えていなかったけど、社員になると診療所の経営のことを考えるようになりました」

経営者としては最高にうれしい一言でした。

スタッフが働きやすい環境を整えよう

３番目が環境整備です。

スタッフに対しては何よりも働きやすい環境をつくることが経営者の最大の役目です。日本の多くの歯科医院・診療所ではスタッフが物置みたいな部屋で食事をしているそうです。ナカイデンタルオフィスではスタッフルームは最も日当たりのよい明るい場所にしています。これはスタッフを一番に考えているという、私の方針の象徴でもあります。

スタッフルームでは食事はもちろん、美味しいコーヒーやお茶が自由に飲めます。今後はスタッフのブレイクタイムを診療時間中にローテーションで設けようと考えています。

切り換える時間があれば、仕事の効率やモチベーションは必ず上がるものです。

また、休暇の取りやすさも重要な「環境整備」です。人生は仕事だけではありません。友人の結婚式や旅行、大好きなアーティストのコンサートなど、人生にはいろいろなイベントがあります。ナカイデンタルオフィスでは、こういったライフイベントについても1カ月前に休日申請をしさえすれば基本的には有給休暇を認めます。そういった状況で、誰か一人抜けても仕事が回せるようにスタッフを一人多めに雇っているのです。

古参スタッフからは「誰かが突然退職したとしても、いまのスタッフで穴埋めできます。スタッフを一人余らせるくらいなら、パート採用にして自分たちの給料を上げてもらったほうがいい」と言われたこともありましたが、「一人多く採用することで、みんなが休める状況をつくっているんだよ」と説明すると、大きくうなずいて納得してくれました。

歯科医院では、スタッフは全員女性というケースが多いので定着しにくいといわれています。寿退社ならまだよいほうで、女同士の派閥から外れたことで仲間はずれになり、それに耐え切れず辞める人もいます。また、特に歯科衛生士は絶対数が少なく、完全な売り手市場なので、院長とのちょっとした行き違いで辞めてしまう、という話もよく耳にします。

退職理由はさまざまですが、辞める理由のトップは「休みなく働いたので疲れ果てた」というものです。過酷な勤務状況がスタッフを疲弊させているのです。これを避けるためにもスタッフを一人多く雇うことをお勧めします。誰かに負担が集中してしまうのは決して良い職場とはいえません。有給休暇をとりやすくしているのも、「週休２・５日」「１日７・５時間労働」と時間的拘束を少なくしているのも、そのほうが働きやすい環境だろうという結論からです。

勤務時間が短いのはスタッフ全員が理解してくれています。他の歯科医院から転職してきたスタッフが、ご家族から「もう帰ってきたの？大丈夫なの？」と驚かれたという話もあります。こんなに早い時間に帰ってくるなんて、きっと来院者が少ないのだろう、と経営を心配なさったのでしょう。

圧倒的に勤務時間が短いにもかかわらず、他と比べて給与設定を高くしたいというのが私の求める理想です。実際に創業時から平均以上の給与額を支給できています。もちろん、これからも「さらに勤務時間を短く、給与を高く」という方針で、さまざまな施策を打っていく考えです。

スタッフ間のコミュニケーションも、とても大切です。私の医院ではまだ実現していないのですが、経験上、子育て経験もある30～40代の〝ママさんスタッフ〟がコミュニケーションの軸になると離職率が下がります。結婚と出産を経て職場復帰している先輩は、結婚していない20代のスタッフにとってみれば〝女性としての経験〟を積んだ、何でも相談できるお姉さん的な存在として頼りになるからです。

国の制度も積極的に利用すべきでしょう。産前産後休業、いわゆる産休では健康保険等の被保険者であって所定の要件を満たす場合、出産手当金として休業1日につき標準報酬日額の3分の2相当額が支給されます。また、育児休業に関しては育児休業基本給付金と育児休業者職場復帰給付金があります。

現在、女性が活躍できる社会づくりは重要な政策課題であり、支援も少しずつ整ってきています。スタッフのほとんどが女性という歯科業界は、さまざまな制度を駆使して、女性が働きやすい職場を実現していくべきだと思います。

スタッフ教育の重要性

Ｙｅ歯科の朴先生はスタッフ教育に力を入れていました。私は教育にかける時間がいかに大切かを彼から学びました。

残念ながら、多くの日本の歯科医は「スタッフに教育する時間があるなら、仕事をして稼いだほうがいい」と考えています。しかも、日本は「学びたいならば、自分の時間を使って学べ」というのが一般的です。大学の入学試験や国家試験などを通じて「長い時間を費やして勉強しない限り身にならない」という経験があるからかもしれません。「長い時間」を獲得するためには「自分の時間を削るしかない」という結論です。私は歯科医師として働きはじめてからも、３年間は休日を潰して自腹でセミナーに通っていました。その当時、私の周りの歯科医たちは国家資格を取ったことに安心して自ら勉強する人は少数派でした。その勉強がとても役に立ったので、スタッフにも学びを勧めています。ただ、私のように休日を返上するようなやり方を強要することはできません。「それくらいの熱意がある人間でなければ成功しない」と言ってみても、スタッフとの乖離が進むだけです。私は朴先生の経営方針を見習い、就業時間内に教育する時間を確保しています。

これには理由があります。私たちが採用しているカウンセリングシステムにおいて、スタッフと歯科医が日常的に知識を蓄えていないと知識の差が広がり、「治療はこうあるべきなのに歯科医はなぜこうしないのか」という反発が生まれる可能性が高くなるのです。当院ではそのギャップを埋めるため、3年前から症例検討会を実施しています。

そのほかにも健康保険の知識を地道に教えたりもしています。今後はマナーアップやアンガーマネジメントなど外部から講師を招くセミナーを開催しようと考えています。

いま注目しているのが暗闇のソーシャルエンタテインメント「ダイアログ・イン・ザ・ダーク」です。完全に光を遮断した空間の中でグループを組んで入り、暗闇のエキスパートである視覚障害者（アテンドと呼ばれます）のサポートのもとで、さまざまなシーンを体験するイベントです。

盲目の世界を体験することで、五感を研ぎすます勉強になると考えています。私たちの仕事がいかに視覚に頼っているかをともに自覚することで、サービスの向上につながるし、結果的にスタッフ間の連携と連帯感を育むことにつながればよいと思います。とにかく、スタッフの成長につながることは、分野を問わず、どんどん取り入れていきたいのです。

恋人に接するような心持ちで

また、就業時間外にスタッフと過ごすときは、できるだけ楽しい思い出になるように心がけています。毎年の忘年会ではマジシャンや寿司職人、ジャズミュージシャンなどを呼んで一緒に楽しんでいます。

昨年はちょっと無理して全員でハワイ旅行にも行きました。帰りの飛行機ではコックピットの中に入って写真を撮るというサプライズを用意していたので、みんな大喜びでした。キャビンアテンダントに手紙を書いて、「ぜひキャプテンに会いたい。コックピットの中で一緒に写真を撮ってほしい」とお願いしておいたのです。その写真は、私にとってもスタッフにとっても大切なものとなりました。

こうした取組みを知り合いの歯科医に話すと、「それは中井さんが儲かっているからであって、うちではできません」という答えが返ってきたことがあります。

決してそんなことはないのです。海外旅行である必要はありません。きちんとミーティングで話を聞いてあげる。たまにはシーンを変えて食事をしながら労をねぎらう。飲み会のときは楽しんでもらえる演出を施す。スタッフの誕生日には必ず花束をプレゼントする。これならばできないことはないはずです。

大切なのは「どうしたら喜んでくれるのか」を常日頃から考えることです。語弊があるかもしれませんが、感覚的には恋人に接するくらいの心持ちでいるべきだと考えています。恋人と初めてハワイ旅行をするならば、少々面倒でも手の込んだサプライズを考えますよね。記念日に花束を贈るのは当然です。相手が女性ですからセクハラにならないように、その点は十分な注意が必要ですが、「恋人を喜ばせたい」というくらいの気持ちで、常にスタッフのことを考えておくことが重要だと思っています。スタッフは経営者にとって恋人と同じくらい、大切な存在ですからね。

ちなみに年に2度、全スタッフと取引先を交えた食事会を催しています。日頃お世話になっている方々への感謝を表すイベントです。スタッフ、技工士、関連業者の方々、誰が欠けても、仕事は成り立ちません。機会があるごとに感謝の気持ちを伝え、思いを共有する。この繰り返しこそがナカイデンタルオフィスというチームを強くするのだと信じています。

スタッフ同士の関係が新たな問題

もちろんスタッフに関してまったく問題がないわけではありません。成長していくにつれ、新たな悩みが生まれます。定着率がよいと言いながらも、やはり退職するスタッフはいます。この本の原稿に向かっているときに、歯科衛生士の一人が「辞める」と言ってきました。就職してから4年目になるスタッフです。

「結婚はまだ少し先の話なのですが、パートナーと一緒に住むために大阪市内に引っ越したいと思っています。すると通勤が困難になるので……」という話でした。引っ越しの時期は半年後といいます。

ナカイデンタルオフィスでは入社時に「労働条件通知書」を作成し、これを毎年更新しています。労働条件通知書とは、雇用主と使用者との間で労働条件を明確にした文書で、書面による労働条件通知書の交付が法律で義務づけられています。私たちは1年ごとに雇用条件（基本的には給与）について見直しをしますので、その際に書類にサインする形で互いに条件を確認することにしています。そこにはボーナスを含めた給与額や有給休暇について謳っています。ここにサインをして契約が完了というわけです。

ちなみに「この条件では不満です」と言ってきたスタッフはこれまで一人もいません。私も提示した条件は必ず守りますし、スタッフも通知書に書かれていることは重視してくれます。

この通知書には「自己都合退職手続き・90日以上前に届け出ること」と書かれています。多くの企業では就業規則で1カ月前と規定しているケースが多いでしょうから、90日、つまり約3カ月というのは比較的、早めに知らせてもらうようにお願いしているわけです。今回、退職を願い出たスタッフも、「医院に迷惑がかからないように少しでも早めに伝えよう」と考えてくれたのでしょう。そのことはとてもうれしく思いました。

労働条件通知書　　　　　　　　　　殿

雇入期間　平成　年　月　　日より１年間．

業務内容
衛生士業務　衛生士のみ
受付業務　全員
歯科一般業務　（掃除ミーティング電話対応等）全員

給与

基本給	
職能給	
皆勤手当	
保険手当	
資格手当	
計	

賞与　勤務実績１年以上の者に年２回業績に応じ支給

改訂　毎年○月業績に応じ改訂

所定労働時間
平日　9 時から 19 時
土曜日　9 時から 14 時
昼休憩　12 時 30 分から 14 時

休日
水曜日　日曜日　祝祭日
夏季　3 日程度
冬期　5 日程度

残業　所定労働時間を超えた勤務に対し 1.25 倍の割増支給

有給休暇　勤務期間 6 ヶ月より年 10 日

控除

遅刻
15 分以内　3 回で皆勤なし
15 分以上　時間単価減算

欠勤　1 日あたり　皆勤なし且つ 1 日単価減算

支払　15 日締めの 25 日払い

退職
退職金制度有り　勤務 3 年以上
自己都合退職手続き　30 日以上前に届け出ること
解雇事由及び手続き
事業の縮小などの理由により従業員の減員が必要となったとき
勤務成績、業務能率が著しく不良、その他従業員として不都合な行為があったとき。
解雇について原則 30 日前に予告する

その他

今回の話はちょっとイレギュラーな寿退社と言えなくもないのですが、私には退職の理由がいまひとつピンと来ませんでした。

なぜなら、彼女はナカイデンタルオフィスに入る前、自宅のある岸和田から大阪市内の歯科医院に通勤していたからです。たしかに遠くはなるけれども、通うことはそれほど大きな問題ではありませんし、明らかに矛盾しています。私が「建前はそれでいいとして、考えていることが他にもあるんでしょ。本音を話してごらん」と問いかけると、彼女はわっと泣き出しました。落ち着いてから、あらためて理由を問うと、「彼女と一緒に働きたくないんです」という答えが返ってきました。一人のスタッフと合わないというのです。

私はそのことにうすうす気がついていました。批判を受けたほうのスタッフは社歴が長く、創業時から現在の仕組みをつくりあげるのに、私と一緒にもがき苦しんだ経験を持ちます。だから「自分が引っ張っていかなきゃ」という気持ちが強い。私にとっても本当にありがたい存在です。ただ、気持ちが裏目に出ているところもあるようで、注意するときの言い方が強くなってしまうことがあります。そうしたことが積み重なって辞めたいと言うスタッフとの溝が深くなっていたのでしょう。

断っておきますが、批判を受けたスタッフは、みんなと相性が悪いわけではありません。仕事に対する情熱を評価する声もある。このあたりは本当に難しいところです。

これまでもアドバイスはしてきたのですが、今回は批判を受けたスタッフに、「あなたと一緒に働きたくないから辞めたい、と言ってきたよ」と正直に話しました。相当、ショックを受けていました。もちろん、前提として「こういう状況になっているのに、事態の深刻さに気づけなかったぼくに大きな責任がある」と話したうえで、です。

「これから新しい人が入ってきたときに、これと同じことを繰り返してはいけないので、考えていかなきゃならないね」と話しました。彼女にリーダーとしての行動を期待しているからです。これから何度も話し合いながら、少しずつ成長を促していければ、と考えています。

これまではスタッフの定着率が抜群に高く、ほぼ寿退社だけだったわけですが、それが維持できたのはミーティングの仕組みを含めて私と各スタッフが個別に良好な関係を築いてきたからです。年数が経つことで、事実上、中間管理職のような存在が出てきて、今度は彼女とスタッフの関係をよくすることを考えなければならなくなったということです。これは歯科医院に限らず多くの中小企業がぶち当たる壁でしょうし、クリアすることができれば、もうワンステップ成長できると考えています。

求人で悩まないためには

うれしいこともあります。

私は辞めると言った歯科衛生士を止めませんでした。もちろん、辞めないでほしいとは思いましたが、今回は修復が難しいと判断したからです。

以前、スタッフから「辞める」と告げられたときは、私自身、感情的になることもありました。真正面からぶち当たっていたと思います。

3年ほど前からでしょうか。「今日の話は今日の話として聞いておきます。あなたは十分に考えたうえで、ぼくに話したでしょう。でも、ぼくは今日いきなり話を聞いたわけで、申し訳ないけど、あなたにベストな返事をする自信はない。否定するわけではないけれど、いったんぼくにも考える時間をください」と話して、その日は終わっています。

そして、あらためてじっくり考えてみる。ほとんどの場合、引き止めるのは困難だろう、という結果に至ります。心が落ち着いていますから、次の話し合いでは冷静に辞めるまでのことを話し合うことができます。彼女ともあらためて話し合ったうえで希望どおり退職してもらうことになりました。

また、もう一人、こちらは寿退社なのですが、コーディネーターが一人、辞めることになりました。一度に二人の求人をかけなければならない。普通ならばあわてるところですが、私は平静でした。なんとなくですが、「自然と解決するだろう」という予感がしたからです。コーディネーターは未経験者ですが、良い人材にめぐりあうことができ、早々と採用を決めました。

問題は歯科衛生士です。前述しましたが絶対数が少なく、完全な売り手市場。知り合いから「大々的に求人広告を打ったのだが、問い合わせがゼロだった」という話を聞いたこともあります。たしかに歯科衛生士の確保は歯科医院経営にとって難しい課題です。

ところが、いま働いているスタッフが、友人である歯科衛生士を紹介してくれて、実にあっさりと採用が決まりました。求人広告などまったく利用せず、二人が辞めるまで数カ月を残して、後任が決まったのです。これはスタッフ自身が働きやすさを実感してくれている証左だと自負しています。そのことがうれしいし、自信にもなりました。

一方で、いつでも求人を出している歯科医院はたくさんあります。年齢は私よりずっと下ですが同期の先生、ストイックに勉強して、バリバリ診療するタイプです。夜9時でも10時でも来院者がいる限り診る。ただ、スタッフが続きません。開業3年で20人以上入れ替わった、という話を聞きました。いつも人を捜していなければならない状況はきつい。求人誌に広告を出すなんて私の中ではあってはならない無駄遣いです。

実は創業当初から、ナカイデンタルオフィスでは求人広告にほとんどお金を使っていません。9年の間にパート社員を募集しようとして打ったことがありますが、それでもトータルで10万円にも満たない額です。これは異例の数字だと思います。

私にとっては「人の問題で悩まないためには、やはりスタッフとの関係を良好にしておくことと、労働環境を整備しておくことなのだ」と再認識するエピソードでした。

第 5 章

カウンセリングの絶大な効果

コーディネーターの育成は難しくない

ナカイデンタルオフィスでは、Ｙｅ歯科から学んだカウンセリングシステムを日本で先駆けて取り入れました。最初はうまく理解してもらえるか心配でしたが、いまではクチコミで広がるくらい、他の歯科医との差別化になっています。

カウンセリングは基本的にコーディネーターが手がけます（ホワイトニングのカウンセリングだけは歯科衛生士が担当）。歯科医である私は治療に専念します。

コーディネーターは歯科助手も兼ねています。来院者の口の中も見て、きちんと状況を把握していないとカウンセリングがやりにくいという要望があって、歯科助手として治療にもあたってもらうことになりました。そう提案してくれた女性が事実上、日本で初めての歯科コーディネーターだと思います。

カウンセリングができるようになるための教育は必要ですが、それほど難しくはありません。開業からコーディネーターに就いたスタッフは４人です。まずは基本的な知識について徹底的に指導をします。慣れてくると来院者ごとに歯科医である私と症例について打ち合わせを繰り返すのです。

打ち合わせは基本的に診療時間外で、診断は医師である私が下します。３カ月ほど症例に対する対処のバリエーションを学べば、難症例でなければ軽い打ち合わせで済むようになります。そのレベルになれば、ほぼ一人前のコーディネーターだといえます。

コーディネーターを育てるには、特に設備投資は必要ありません。あなたの医院でもカウンセリングは簡単にスタートできるということです。

初診カウンセリングとその極意

初診の方には問診以外にもヒアリングをするので、平均30分の時間を確保しています。この段階で「痛いところだけを治すのではなく、口の中を徹底的によくするスタイルだ」と来院者を啓蒙するのが狙いです。

一般的に初診ではアンケートを書かされることが多いと思いますが、当院で記入していただくのは住所・氏名・電話番号・メールアドレスのみです。あとは全部ヒアリング

問診表

No.

年　月

＊太枠の中のみご記入下さい

ふりがな

名前　　生年月日　S.H　年　月　日

〒

住所

TEL　－　－　　携帯 TEL　－　－

Mail

☆主訴

☆他の症状

☆NDO に望む事

☆希望の曜日·時間

☆経験談 etc

☆来院のきっかけ·紹介者

＊既往歴　過去の病気（病名　　　　）、麻酔で異常
＊現病歴　心臓病、腎臓病、糖尿病、肝臓病、脳疾患、喘息、高血圧、
甲状腺、てんかん、貧血、喫煙の有無（1 日　　）、その他（　　　）
＊現症　血が止まりにくい、動悸息切れ、立ちくらみ、妊娠（　　ヶ月）
服用中の薬（　　　　）、薬·食物アレルギー（　　　）

しながら記入します。「何をどうしてほしいのか」「優先順位は何なのか」などを訊ねるのですが、最も重要視しているのは「他の歯科医さんで嫌だったこと」の聞き取りです。歯科医が初めてという人はまれなので、「治療に伴う痛みや音が苦手」「待たされるのがイヤ」「清潔じゃないとダメ」「スタッフのヒソヒソ話が気になる」といった具体的な話が出てきます。これはもちろん治療にあたるときの個別の注意事項にもなるわけですが、その蓄積は確実に経営資源になります。

音について徹底して考える

カウンセリングを実施したことで、実にさまざまなことがわかってきました。カウンセリングには、実は業務改善のヒントが詰まっていたのです。

なかでも特に気をつけるようになったのは「音」です。そんなこと当たり前だ、と言われそうですが、機械の音ではないのです。

「歯科医といえば歯を削るキュイーンという音が耐えられない」

そうおっしゃる方が多いのですが、それは昔の古い治療器の話です。あの高周波音は「歯治療の痛み」の記憶とつながっているのでしょう。いまはほとんど音がしないものもあります。時代は変わりました。来院を楽しみにしている子どもがいるほどです。

治療イスに座っているときは視界が十分ではありません。そういう状況の中では人間は音に敏感になります。問題はもっと微細な音です。たとえばスタッフの私語。ヒソヒソ話は「ああ、なんか小声で話している、きっと何かよくないんだ」と来院者の猜疑心を生みかねません。

実際、初診カウンセリングでこんな話を聞いたことがあります。その来院者は嘔吐反射が強い、つまり口の中に手を入れると吐き気を催してしまうタイプです。チェアに座っているときに、どこからか「あの嘔吐反射が強い患者さん、大変だよね」という私語が聞こえてきたのだそうです。それで、その医院に行けなくなった、と。たしかに嘔吐反射が強い方の治療は難しいのですが、それを本人の耳に入れるのはもってのほかです。

また、花粉症のスタッフには「鼻をかむときには来院者に聞こえないところで」と注意を促しています。風邪ではないとしても、やはり体調が悪そうなスタッフがいる病院で診てもらいたくはないものです。

ほかにも「ドアは静かに開け閉めする」「掃除は来院者がいないときに」といった基本的なこともありますが、極端な例を挙げれば、スタッフの足を引きずって廊下を歩く音が気になる来院者もいるのです。

最近、「またブラッシュアップできたな」と思ったのが掃除機の音について。その日、最後の診療の時間になると、手の空いているスタッフは片付けに入ります。これは徹底した労働時間の短縮を続けてきた一つの結果なのですが、これまでは掃除機の音が来院者の耳に届く可能性がありました。

そこで掃除機に関しては、来院者に聞こえないエリアだけは先に終わらせておいて、別の片付けをして、最後の来院者をお見送りしてから、残っているエリアについて掃除機をかける、というやり方に変更しました。これもスタッフが気づいて提案してくれたことです。ここまで来院者への心遣いができるようになったことを本当にうれしく思います。

音楽も重要です。待合室だけでなくカウンセリング室や治療室でもリラックスできる曲を流すようにしています。病院といえばクラシックが定番ですが、わがオフィスでは、ポップスやボサノバなど明るめのものを選んでいます。

スタッフ全員で音に気を遣った結果、音に対するクレームはまったくと言っていいほど出てきません。それどころか、診療中にチェアに座ったまま眠ってしまう来院者の方もいるくらいです。

これらルールや施策は「他の歯科医さんで嫌だったことは？」という質問に対する来院者の回答がもたらしてくれたものです。カウンセリングには来院者の状況をより深く知るという本来の目的にプラスして、医院経営の改善を促してくれるという大きなメリットがあったのです。

ヒアリングで来院者のNGを把握する

そのほかにもいろいろなことを勉強させていただきました。

開業初期は来院者へ治療に関して説明するとき「たぶん〜と思います」と断定表現を

避けていました。しかし、それを指摘した方がいらっしゃいました。

レントゲン結果を提示しながら「ここがむし歯になっていそうです」と言うと「レントゲンを見てもわからないことがあるのか。むし歯があるならあると、はっきり言ってくれ」と。さらに「大切なのは来院者と先生の信頼関係で、説明されてわからなくてもこちらは学問として学んだわけではないのだから、そこは任せるので自信をもって言ってください」とも言われました。それ以来、はっきり伝えることを心がけています。

これはつい最近の話です。

ホワイトニングにかかる費用は通常3～5万円ですが、当院は12万９６００円かかります。従来のホワイトニングとは違い、ＦＡＰ法という、歯を強くしながら白くする手法を採用しています。週1回90分、全5回で施術は終了します。厚生労働省未認可手法なので他よりも高額ですが、効果は抜群です。

きちんと説明したうえで歯を守るていねいな施術をするので、満足してもらっていると思っていたのですが、あるとき「こんなに痛いとは思わなかったので治療を中断したい」という人が出てきました。

たしかにホワイトニングは施術後に痛みを伴うことが多く、そのことは事前に説明して同意書にサインをいただきます。しかし、痛みに関してきちんと説明が足りていなかったのです。人によっては眠れないくらい痛くなることもありますが、痛み止めを飲めば収まるくらいの痛さだと聞いていたので、その説明で大丈夫だろうと高をくっていました。

過去の記録を調べてみると、同じような訴えをした来院者がいました。その方は「中断するからお金を返してほしい」とまで訴えたそうです。私は丹念にカルテを読み込んでみました。すると一つの共通点が浮かんできたのです。婦人科系の病気やリウマチで鎮痛剤を多量に常用していたのです。

私はそういう人たちにはほとんど効き目がない痛み止めを処方していたのです。それ以来、事前の質問項目に「鎮痛剤常用の有無」を加えましたが、そのヒアリングがなければ、いまもそのままだったに違いありません。

たとえば、噛み合わせをすごく気にする方がいらっしゃるとします。診断ではそれ以上噛み合わせを調整する必要はないとしても、少し磨いて調整したふりをするだけで、その人はよくなったと感じて満足して帰る。こういった日常の小さな積み重ねから学んだことはまだまだたくさんあります。

とにかく来院者の話をじっくり聞くこと。こちらからの説明をたくさんするのも大切ですが、「聞いてもらえた」ことに納得している方は多いと思います。年配の方々はわれわれを「お医者様」として扱うので、何かクレームを言うと失礼ではないかと考えています。失礼とは思いつつも、治療に納得がいかないと来なくなってしまう。

なかには予約を無断でキャンセルして歯の治療を中断する人がいます。実は中断は「無言のクレーム」だともいえるのです。何らかのＮＧで他に乗り換えた可能性が高い。そういった「中断」を避けるためにも、初診のヒアリングで来院者の嫌な体験を聞き、それに対処するのはとても有効なのです。

ＮＧを避ければ、来院者が怒る、もしくは治療を中断する可能性は低くなります。求めているサービスと方向性がヒアリングでしっかりとつかめれば、さらに心地よく治療を受けてもらえるでしょう。

来院者に視線の高さを合わせる、表情を伝える

スタッフには来院者と同じ高さの視線でカウンセリングとヒアリングをするように徹底しています。たとえば、待合室で来院者にヒアリングするときはイスに座っている来院者の視線の高さに合わせるために屈んで話すようにしています。

特に初診の子どもは注意しないといけません。ただでさえ歯科医院に恐いイメージを持っている子どもが多いのに、上からしゃべるとさらに威圧感を与えてしまいます。子どもを治療室に迎え入れたときや見送るときは屈んで視線を下げることを忘れません。

また、相手に表情も伝えるために、話すときはスタッフにはできるだけマスクを取るように指示しています。とにかく、来院者を迎えるときと送るときは絶対にマスクを外すように徹底しています。これは人としての礼儀だと思います。どうしてもマスク越しの会話は表情が伝わりにくいので冷淡な印象を与えがちです。それは歯科医にとってプラスになることは何ひとつありません。治療中はやむを得ませんが、外せるタイミングならばできるだけ外す。それだけで印象は大きく違うものです。

テクニックやマナーはもちろん大切なのですが、最も重視しているのは「聞くに徹する」という態度です。とにかく来院者のお話を傾聴すること。熱心に耳を傾けるのです。

保険外の治療は短時間で売上が上がるので、ないよりはあったほうが医院の経営は楽になります。ただ、私は常に「絶対に売り込みはしないでください」と言っていますし、みんなそれを守ってくれています。**あくまで情報を提供する**だけで選択してもらうだけ。その治療の費用が高いか安いかは来院者の価値観によるので、コーディネーターの価値判断を押しつけないことも徹底しています。

そのうえで、コーディネーターがしゃべりすぎると、保険外の治療が選択されにくいことを実感しています。たくさん情報を伝えたほうが売れそうに思えますが、事実は逆。相手の話を聞くことに専念したほうが、高価な治療を選んでもらえる可能性が高まる、というのは興味深い事実です。理念としてだけでなく、数字という意味でも、聞くに徹することには意味があるのです。

補綴カウンセリングの極意

歯科業界には「補綴（ホテツ）」という専門用語があります。むし歯を治療した後などのいわゆる被せ物を「補綴物」といいます。

日本では歯の補綴をしている人が多いのですが、思い起こしてください。担当してもらった歯科医さんは被せ物をするときに選択肢を提示したでしょうか。

実際、来院者の方から、「以前治療したときに、知らない間に銀の被せが入れられて…」と聞いたことが何度もあります。そのような事態を招かないように、私たちは細心の注意をはらっています。実は補綴には材料だけでも複数あって、価格はもちろん、各材料のメリットやデメリット、保険や保証期間、メンテナンスの有無なども選べます。ナカイデンタルオフィスでは、材料の種類・特徴・長所・短所について専任のコーディネーターが詳しく説明し、必ず来院者自身に選んでいただきます。

よく「先生にお任せします」と言われますが、「ご自分の口の中に入れるものなのでご自分でお選びください」と決定権を本人に委ねます。治療方針はこちらから押しつけるのではなく、来院者の要求に従うというのがポリシーだからです。「任せる」という人に限ってクレームを突きつける確率が高いというのも理由の一つです。

保険適用外の診療で売上を積み重ねるのは、これからの歯科医院経営において重要な戦略の一つではあるでしょう。ただし、売上の金額は大きいのですが、材料費や治療期間、人件費などを考えると、保険診療のほうが利益率は高いというのもまた事実です。繰り返しますが、私たちは情報を提示するだけで、保険適用外をことさら勧めることは決してありません。

ただ実際に選ぶ段階になると、来院者からよく「あなたならどうする？」と聞かれます。繰り返しますが、スタッフには「金銭感覚や価値観は人それぞれなので、決してあなたの考えを押しつけないように」とクギを差しています。高額の補綴物を無理に勧めないというのも大切ですが、スタッフと来院者の金銭感覚は違うので、「自分には高すぎる」というニュアンスを伝えてしまうと、それもやはり来院者のメリットにつながらないからです。もちろん、意見を求められて返事をするのは構いませんが、最終的に選ぶのはあくまで来院者。私たちはあくまでも情報開示に徹するだけです。

じっくり考えてもらう時間を確保する

補綴物を選択してもらうときのポイントは、来院者にゆっくり考える時間を与えることです。多くの歯科医院・診療所では値段表を見せながら内容を簡単に説明する程度です。一方で、私たちは治療をスタートする1～2週間前にじっくりと説明します。保険適用の治療には細かい制約があるので、個人の状況に合わせてきちんと情報を開示しなければならないからです。

その場では決めかねるケースも多く、保険適用外であれば高額になるので即決は難しい。家族とも話してもらうためにもゆっくり考える時間をとってもらっています。

不思議なものですが、時間的な余裕があると、高額な治療を選ぶ確率が高まります。

私は技工物（歯の被せ物や入れ歯）を、院外の歯科技工所に外注しています。二人の技工士に、技工物を作ってもらっているのですが、この技工物のクオリティが、かなり高い。技術力の高さを来院者に伝えることはなかなか難しいのですが、きちんとメンテナンスしていれば、本当に長持ちします。この技工士に支えられているおかげで、被せ物や入れ歯を、本当に自信を持ってお勧めできています。技術の高い技工士とネットワークすることも歯科医院経営にとって大切な要素だと思います。

ちなみにナカイデンタルオフィスでは、来院者の希望になるべく応えられるように、保険外の補綴物を被せる場合、希望があれば、担当歯科技工士にお話ししてもらうこともできるようにしています。

直接、歯科技工士と話してもらうことで、歯科医師・来院者・歯科技工士の間に生じるギャップを少しでも小さくして、来院者の満足につなげようとの思いからです。時間と手間がかかる作業ですが、「可能な限り、来院者の声に耳を傾ける」というナカイデンタルオフィスの哲学に則った施策の一つです。

徹底した情報公開がお金を生む

Ｙｅ歯科の経営手法を取り入れ、補綴以外についても症例ごとの情報開示を徹底しています。

初診では、初診カウンセリングと患部の応急処置に留めるのが基本です。初診以降のカウンセリング資料のために、来院者の口内全体をデジカメで撮影します。そのあとは歯周病の説明やメンテナンスの必要性を促して終わります。ここで2回目の来院時に歯周病の検査を加えることを了承してもらうのがポイントです。

2回目は患部の処置が終わると、45分ほどかけて歯周病の検査をします。歯石はないか、腫れてはいないか、出血していないか、揺れてはいないか、膿が出ていないかといった通常の検査をしながら、次回のカウンセリングのために患部の写真を撮ります。

3回目に来院したときには、患部や歯周病の状態など一覧にした写真入りの資料を渡します。それをベースに現状を理解してもらい、今後の治療計画を提示するという流れです。

日本のほとんどの歯科医院・診療所ではむし歯の治療が最終的なゴールになっています。本来は歯周病チェックやきちんとした予防プログラムの提案をしなくてはいけないのですが、そこまで訴求しているのは5%にも満たないのが現状だそうです。

そこをきちんと訴求できれば来院頻度が増え、検査も増えます。保険点数も決まっているので、きちんとした報酬が得られます。しかも来院者にとっては保険が適用できるのでメリットは十分にあります。

３回目以降は治療計画に則った治療を施していきますが、その過程でもできる限り状況を説明していきます。

また治療が終了した後は、予防のために定期的に検診を実施しますが、やはり現状をしっかりとお伝えしていきますし、同時に来院者が持っている悩みや希望を聞きます。結果としてホワイトニングや口臭対策といった商品やサービスを購入してもらえることがあるのも、ていねいに情報を提示し、かつ傾聴しているからこそのことです。

経営資源となる終了カウンセリング

計画どおりにすべての治療が終わった時点で実施するのが「終了カウンセリング」です。来院者から治療やサービスに対して意見や要望をもらう時間です。

ヒアリングするのは最後まで治療する方々なので、大半は「満足した」と評価してもらえます。上位には「待ち時間がないのがうれしい」「通いやすかった」「説明がはっきりしていた」「初めて通い切った」といったコメントが並びます。スタッフ個人への良い評価も聞こえてくるのでモチベーションアップにつながっています。

ただ、1割くらいの人からは耳の痛い話が飛び込んできます。そういったアドバイスはとても貴重で、目から鱗が落ちる気づきを与えてもらえることも少なくありません。来院者からのフィードバックは改善のための宝物です。

終了カウンセリングのときにコーディネーターが必ず「今後のメンテナンスはどうしますか」と尋ねます。磨くのが苦手な人、歯周病が進行している人は1カ月に1回、最長の人でも3カ月に1回は来ていただくようにリコールします。

直接的なリコールをする日本の歯科医院・診療所もやはり全体の5％ぐらいでしょう。歯科衛生のコメント入りのDMを送ることぐらいはしているとは思いますが、ハガキと対面とでは効果が違います。

終了カウンセリングは「常連客」になってもらうための大切な時間です。もちろん、それまでの治療で「これからも通いたい」と思っていただけるようにすることが重要で

治療終了後　カウンセリングシート

年　　　　月　　　　日

No.＿＿＿＿＿＿＿＿

Name＿＿＿＿＿＿＿＿＿＿

今後、３ヵ月リコールのハガキはOK？　（要・不要）

◎　治療うけての感想をお聞かせ下さい。＊今後の参考に宜しくお願い致します。

◎　その他、ご質問やご希望、ご不満な点などがあればお教え下さい。

ナカイ デンタル オフィス
NAKAI DENTAL OFFICE

すが、私たちの側から「私たちはこの先ずっとあなたの歯の健康を見守るパートナーです」と宣言する最高の機会なのです。

改革を促す来院者の視点

終了カウンセリングで受けた指摘について、実際の事例を紹介しましょう。

まずはあってはならないミスです。補綴物を合着する前に、一定期間口腔内で機能させ問題がないかチェックする仮着が、そのままになっていました。つまり補綴物を入れ忘れていたのです。本当にあってはならないことなのですが、単純ミスがここで発見でき、すぐに対応できた点は救いでした。つまり終了カウンセリングは最終チェック、バックアップ的な効果もあるということです。

ホームページについて指摘してくださった方は市役所にお勤めの方で、長く通っています。実は以前に受けていた治療がひどくて、かなりの難症例になっていたのですが、地道に改善していきました。1時間単位で有休を取得して、まじめに治療に取り組んでくださったのが、良い結果が出た最も大きな原因です。

終了カウンセリングでも、全面的にほめていただいたのですが、「強いて言えば」と前置きしたうえで苦言を呈されました。

「ホームページにほったらかしのところがあるので、早く訂正したり、リニューアルしたりしたほうがいいと思う。治療前、インプラントで不安だったのは、先生の技術面。もっとホームページに詳しく書かれていれば、そうした心配もせずにすんだ。結果には満足しているけど、もっとアピールしたほうがいい。年間でどれくらいの治療をしているとか、数字的なことを掲載してもらうと安心につながる」

ホームページに関してはまだまだ手薄でお恥ずかしい限りなのですが、それでもこの方のご指摘を受けて、すぐにインプラントのページを作成し、また、スタッフブログを2週間に1回アップするというルールをつくるなどしました。

長期間の治療が必要な来院者からの指摘も参考になりました。担当の歯科衛生士が途中で変わることになり、そこに戸惑いを覚えたと伝えてくれたのです。

「前の担当者は『あまり磨かないように』と言っていたけど、次の人は『しっかり磨いてください』という感じで、どちらが本当なのかわからなくなった」

検査記録からよく磨けていることがわかりましたので、カウンセラーから「現在の磨き方で問題はありません」とお話ししました。おそらくニュアンスのちょっとした違いが原因だったのでしょうが、医院への不信につながる可能性は低くありません。医院内の共通言語を増やしていかなければならないと気づかされました。

次は、ホワイトニングで不満が出た例です。

「スタッフの対応はとてもよかった。先生の説明もていねいだった。医院がきれいだから通うのが嫌にならなかった。不満はホワイトニング。しないよりはしてよかったと思うが、もっと歯の付け根を白くしてほしかった。いつ色が戻ってしまうのかが心配」

このケースは事前説明が足らなかったことが問題の原因です。なぜなら「いつ色が戻ってしまうのかが心配」とおっしゃっているからです。基本的に色の後戻りはありませんし、その点はパンフレットなどのツールを使って説明しておくべきことです。ホワイトニングに関しては効果に個人差がありますし、期待の大きさと結果にギャップが出ることはあります。この点も事前にちゃんと確認しておけば、ここまでの不満にはならなかったでしょう。

このときは「色が戻ってくることはないが、くすみなどは出てきます」とお話しして、その対処法についても具体的にお伝えしました。そのうえで、スタッフミーティングで取り上げて、ホワイトニングの事前説明についてあらためて全員で流れを確認し、その精度を高めることができました。

自分たちの仕事を客観的に判断するのはなかなか難しいことです。しかし、改革を促してくれるのは、やはり客観的な視点。そしてその視点を持っているのは来院者に他なりません。来院者から直接話が聞ける終了カウンセリングは、医院の改革、改善において最も貴重な時間なのです。

厳しい指摘が医院を育てる

「いろいろと細かく説明してくれたけど、理解しにくかった。とりあえず相づちしていた」

この方は税理士なので、そもそも物事を理解する力は高い。そんな人から「理解しにくい」と指摘されたのはこたえました。もっとシンプルにしゃべるにはどうすればよいかを、みんなで話し合うよいきっかけになりました。

「麻酔が効きすぎたことが何回かあって、少し心配になった。午前中に治療を受けて、夕方まで効いていたことがあった。量を減らしてもらうことはできるのか」

こう指摘してくださったのは、子育てと仕事に忙しい30代の女性です。私自身は極力、「麻酔は少量で効くように」と心がけているのですが、やはりその方の体質によって効きすぎることがあると再認識しました。この方にはカウンセリング時に「もちろん量は調整できます。次回からは量を減らすようにします」と告げました。

「治療計画書をもらったが難しくて、読み返すことはありませんでした」

このような率直な意見は本当に参考になります。指摘を受けて、さっそく治療計画書の文章表現を可能な限り平易にすることにしました。

次は、インプラントの治療を施した来院者。術後は不満がありました。

「一番辛いのは左下の奥で、よくインプラントが外れていた。こんなんやったら、正直、インプラントせんかったらよかった、と思った。今となっては右側が入れ歯やから左側でよく噛んで使っているので、思い切ってよかったと思っている」

終了カウンセリングの時点では「よかった」と思ってくださったようですが、まだ不安が残っていることもわかりました。定期的な検診で細かく情報をお伝えして、不安を払拭することを心がけました。一度はインプラントをしたことを後悔された方ですが、なんと7年間も通い続けてくださっています。

実は問題点を挙げてくださる方ほど、その後、長く通院してくださる傾向があります。医院を気に入って、信頼してくださったからこそ、黙ったままで来なくなるのではなく、改善を促そうとしてくださったのだと思います。

これは私見ですが、大阪の人々は「店はお客が育てる」という意識が比較的強いのだと思います。たとえば飲食店だと、また来たいと思うから、あえて苦言を呈するというメンタリティです。東京だと不満は告げずに、その代わり二度と行かないと心に決める方が多いのではないか。そんな気がしています。だからこそ、終了カウンセリング時のクレームは、本当にありがたいし、真摯に対応していけば、必ず医院の改善につながると確信しています。

これはクレームではないのですが、50代の女性からこんな質問を受けたことがあります。「22歳の子どもが自閉症です。歯医者さんに慣れさせる意味でも一緒に連れてきてもいいですか」

もちろん、大歓迎ですとお伝えしました。ご子息は実際に来院されて、むし歯の治療を受けてくれました。そうした私たちの対応、態度は、親御さんの間でクチコミで広がって、少しずつですが、障がいをお持ちの方が増えています。終了カウンセリングがきっかけとなって、新しいコミュニケーションが生まれたことはとてもうれしく、また私たちにとって誇らしいことです。

来院者と対話する診療所

初診カウンセリングから終了カウンセリングまでの間にも、治療の過程で私たちは来院者と多くの対話を積み重ねます。そうした対話の質と量が、ナカイデンタルオフィスの最大の特徴であるといえるでしょう。

実は私たちはコンセプトの最初に「来院者と対話する診療所」を掲げています。「私たちが提供すべきサービスはなんなのか」という最も重要な問いの答えは常に相手の側、来院者の側にあるからです。

お客様の声を聞く、お客様のニーズを探るのは、どの業界でも基本中の基本です。マーケティングに莫大な資金を投じて声を集める企業も少なくありません。ところが医療サービスを提供している私たちの業界は、なぜか耳を傾けようとしないです。これで上質なサービスが提供できるはずがありません。また、来院者の声は私たちのサービスを磨きあげるために不可欠な要素です。その中に医院が抱えているさまざまな問題点があり、一つひとつ改善していくことで、医院は成長していきます。

リスクヘッジでもあります。事前に来院者の詳細な情報を得ることでクレームを未然に防ぐことができます。「何をしてほしくないか」がわかれば、それらに注意し、回避しながら、安心して治療を進めることができます。

さまざまなメリットをもたらすカウンセリング、ヒアリングを、ぜひ取り入れてほしいと思います。すぐにでもコーディネーターの育成に取りかかってください。

想像よりもずっと簡単に仕組みができあがることは間違いありません。まずは一歩を踏み出すことです。

第 6 章

短時間でも稼げる
歯科診療所経営の鉄則

とある日のスケジュール

私が「週に33時間しか働いていない」と言うと、特に同業者からですが、「そんなはずはない」と疑われることがあります。ここで、私の平均的な一日を紹介してみましょう。8時40分に診療所に出勤します。最初にすることは空調のスイッチを入れること。スタッフが着替えるときに寒かったり、暑かったりしないようにという思いからです。基本的に私が一番乗りですが、たまにスタッフのほうが早いこともあります。

次に、2階の診療室でその日に診る来院者のカルテをすべてチェックします。要する時間は10分くらいです。この後、3階の院長室に移動して、フェイスブックに投稿。たとえば、

「おはようございます(^^)
ボジョレー解禁の木曜日、ワイン飲みたい衝動が…
そんな衝動を、ぐっと堪えて、
朝の引き締まった空気の中、

今日も診療所に出てきましたよ。
週の後半も、集中して診療しまっせ(^^)
ほな、皆さんも良い木曜日を(^-^)/

といった具合です。みなさんにメッセージを発信している形ですが、実はセルフコーチングで、前向きな言葉を書き、自ら読むことで呼吸を整える感じです。

スタッフは9時に始動できるように出勤してきます。朝礼が9時20分。朝礼時に全カルテの伝達事項をすべて伝えます。「○○さんの治療に使うこの道具を用意しておいてください」「○○さんは、このあたり気をつけてください」といった感じです。

診療は9時半からスタート。12時半までに10人前後の治療を終えてしまいます。歯科衛生士も同じくらいの人数です。

12時半から14時まで休憩。昼食は外食することもありますが、自宅が隣ですので、最近はほとんど自分でつくっています。13時半から15分ほど昼寝して13時50分に診療所に戻り、14時から18時半まで診療。この間に15人くらいを診ます。

実際には終業時間より前に終わることが多い。最も大きな理由は受付がうまく予約管理をしてくれているからです。また、スタッフが自主的に空いている時間、空いている場所を掃除してくれているので、18時半にはほぼ掃除が終わっていることになります。基本的に残業はゼロですので、スタッフもこの時間に帰ります。ごくまれに歯科衛生士がカルテの整理のために残っていることがありますが、それもわずかな時間です。終業後はジムに行って運動をしたり、友人たちと食事をしたりと、自由な時間を楽しんでいます。

また、かなりの頻度で東京や福岡に出かけます。友人と会うため、というのもありますが、動くことで出会いが生まれ、それが仕事に反映されることもあります。たとえば福岡に行くとしたら、19時半頃の飛行機に乗って、20時半には現地に到着。21時には友人たちとなじみの店で杯を交わしています。翌日が休診日であれば、その日は丸一日、福岡を楽しんで、次の朝の始発便に搭乗すれば、朝礼に間に合います。2泊で福岡に36時間くらい滞在することができる計算です。こんな離れ業（?）ができるのも、完全予約制の仕組みがしっかりと働いているからです。

来院者の時間を徹底的に守ろう！

ナカイデンタルオフィスは完全予約制です。飛び込みの来院は基本的にＮＧとしています。一人の診療にかける時間は最も短くて15分ですが、治療と検査、カウンセリングも実施するとなると1時間半から2時間かかるケースもあります。ホワイトニングも一回約1時間半かかります。4台のチェアのスケジュールは受付が管理していて、効率よく予定で埋まっています。

このように所要時間を見越してスケジュールを組むので、来院者の遅刻やキャンセルは大きな痛手となります。遅刻常習者はお灸を据えるために治療を受けさせないこともあります。ケース・バイ・ケースですが、診療予定時間の3分の1が過ぎた時点でアウトです。

ほとんどの方がこの〝遅刻療法〟で治ります。理由はどうであれ、キャンセルは売上に大きく直結するものです。キャンセルの場合は無断なのか、連絡があったのかを「キャンセル表」に書き留めています。「キャンセルしがち」というイメージだけでレッテルを貼る危険性があるからです。やはり無断と連絡有りの場合では状況は大きく違います。とはいえ、キャンセルはキャンセルです。これから治療する来院者の「キャンセル表」を見て、もし15回のアポイントで10回キャンセルしていたとしたら「あなたはこれまで150分の私の仕事時間を奪っている。これがどういうことかわかりますよね」と詰め寄ります。

大半はそこまで言われると「適当ではなく、しっかりと考えて予約を入れないと先生に迷惑がかかる」と態度を改めるのですが、残念ながら全員が全員ではありません。そうした来院者はじきに離れていきます。顧客が減るわけですから売上減になりますが、中長期的に見ると、そうした方は離れてもらったほうがいい。医院にとってはロスを生み続ける存在だからです。

もちろん、たとえば前日にキャンセルの通達があった枠に当日予約もしくは飛び込みの方をはめるケースもあります。また、痛みを訴えている急患を、遅刻している予約者よりも優先的に治療する場合もあります。しかしそれらは例外であって、基本的には予約に従って確実に治療を進めていきます。

完全予約がもたらす３つのメリット

最初は「完全予約制」を謳うことに不安はありました。「痛みがあったらとりあえず医院に行ってみて、待合室で待っていればいつか呼ばれる」というのが常識だからです。実際、飛び込みを断られて激怒した方もいらっしゃいます。ただ、長期的にみれば正しかったと思います。治療内容なども事前に把握しているので、カルテも空き時間を使って効率的に準備できる。結果的に来院者を院内でお待たせする時間が減りました。

実際、「終了する時間が見越せる」というのは、来院者にとっては大きなメリットなのです。ビジネスパーソンならばその後のアポイントに遅れないか、と心配する必要はありませんし、お母さんなら迫ってくる子どものお迎えの時間にやきもきすることもありません。医院側とすれば「完全予約」を啓蒙することで、売上見込みが立てやすくなります。その日の目標はあらかじめ決まっていますから、最も効率的に動いて目標を達成することに集中できます。スタッフも、時間を意識することで仕事のスピードが上がり、労働時間の短縮といった経営効率化が図れるという〝一石三鳥〟な環境が生まれます。

お互いに時間を守ることで、自分と相手の時間を守ることにつながっているのです。極論ですが、たとえば予約制でなければ、目の前の来院者にどれだけ時間をかけてもよいわけです。そうなるとおのずと売上は伸びず、残業も増えるのは目に見えています。

気持ちはわかります。目の前で痛みを訴える人がいる。今回はここまでやってあげたい。切りのいいところまでもっていきたい。多くの歯科医は善意から時間を意識しない治療を続けているのだと思います。

ただ、それは本当に来院者の満足につながっているのでしょうか。アンケートを取ってみてください。「予約しているのに、毎回待たされてうんざりする」「いつ帰れるのかわからないので困る」。

こんな声が挙がってくるかもしれませんよ。

価値観を明示することで類が友を呼ぶ

岸和田で歯科医院を経営していると言うと、よくこんな会話になります。

「ああ、岸和田ですか。あのだんぢり祭りで有名な」

「ええ、そうです」

「すると、あれでしょ。ガラの悪い患者さんが多いんじゃないですか」

実際に暮らしてみると、みなさんのイメージほど環境は悪くないのですが、たしかに「やんちゃな人の多いまち」として認識されているのは事実です。私はきっぱりこう言います。

「いいえ、うちにはまったくいらっしゃいません」

これは本当なんです。同じ岸和田市内で歯科医院の雇われ院長をしていたときには、正直、怖い思いをしたこともあります。原因は私の説明不足だったのですが、毎日のように脅されて、生きた心地がしなかったという経験があります。このときは外部の専門家のサポートで事なきを得ました。その医院では緊張を強いられる来院者が一定数いたことは事実です。

ところが、ナカイデンタルオフィスでは皆無と言っていい状態です。これはまず、外観からしてそうした方と波長が合わないのが大きな理由ではないか、と私は考えています。

一方で、大阪は生活保護受給者の割合が高いというのは客観的な事実です。私自身は来院者には分け隔てなく接することをモットーとしているのですが、創業当初は一定数いた生活保護受給者の方々は自然に離れていきました。これは私が遅刻や無断キャンセルについて厳しく追及してきたからだと考えています。

生活保護受給者は負担がかなり低い。おそらくそれが原因だと思うのですが、身銭を切っていないために治療の時間に対してルーズな人が多いのです。私は相手が誰であろうと「このように遅刻が続くと困ります」とお話しします。相手の属性ではなく、治療時間をお互いに厳守するという価値観が共有できる方だけに通院してほしい。その思いを徹底しているうちに、一般的な言葉でいえば「自然と良い客層ができあがった」わけです。

断っておきますが、生活保護受給者の方に来てほしくない、など微塵も思っていません。時間を守ってくださるのならば大歓迎です。

逆にどんなに偉い方でも、お金持ちでも、時間を守っていただけないならば縁がなかったと言うしかありません。それでも通える医院は他にもたくさんあるので、別のクリニックを選択してもらえれば、と思っています。

実際、社会的にも認められた職業の方から「仕事だったんだから、遅れても仕方がないだろう」と言われて「私も仕事です。待たせられると、そのぶんの仕事の機会を失うわけです」とずいぶん生意気なことを言ったことがあります。

ともあれ、医院側が明確に価値観を提示すると、一定の時間はかかるかもしれませんが、その価値観を共有した人だけが残っていく。そんな人たちは、やはり同じ価値観を持った人たちを紹介してくれる。ここに善循環が起こるのです。

歯科業界はサービス業だ

たとえば、その日が大切な異性とのデートの日で、ぜひ相手に勧めたい飲食店を予約しておいたとしましょう。時間ぴったりにその店に入ると店員が出てきてこう言います。

「しばらくお待ちください」

あなたはキョトンとするでしょう。

「え？　予約していたんだけど」

「わかっています。でも前のお客様が遅れていらっしゃって、お食事のスタートも遅くなったものですから、ご予約いただいている部屋が空きません。そうですね、たぶん待ち時間は1時間くらいになると思います」

「そんな話はないでしょう！」

　これは間違いなく非常識な話です。今時だとフェイスブックやツイッターに投稿されて、集中攻撃を受けるかもしれません。こうした失態がきっかけになって、店の売上が激減ということも想像できます。

　ところが、歯科医院だとどうでしょう。来院者は治療が自分の予約どおりに始まらないことを当たり前だと思っています。逆に予約なしでも、飛び込みで行けばなんとかしてくれる、とも考えているでしょう。いずれにせよ、歯科医院では待つのが当然だと思っている。

　他の多くの医療機関でも似た状況が起こっているのでしょうが、飲食店のケースと比べても、いかに異常な事態かがわかります。もちろん飲食店だけではありません。美容室、エステ、鍼灸院などを考えてみてください。予約時間ぴったりに行っても待たされるとしたら、その店の評判はがた落ちになるはずです。

逆にお客が大幅に遅れた場合、「すみませんが、次の予約が入っております」と言われて、お客は怒るでしょうか。当然のこととして受け入れると思います。私には歯科医院だけがかなりおかしな営業をしているように思えるのです。

根本的には歯科医院はサービス業です。私たちは来院者に医療サービスを提供しているのです。それなのになぜ「待たせてもかまわない」というのが常識になっているのでしょうか。

いくつか理由があると思います。予約がなくても痛みを訴えているのならば、一刻も早くなんとかしてあげたいという善意。せっかく来てくれたのだから、断りにくいという遠慮。一人でも多く診て診療費を稼ぎたいという打算。そもそも来院者が受け入れてくれているのだからという甘え。

しかし、本当にこれでいいのでしょうか。私にはお客様である来院者を待たせてよいとは思えないのです。約束をしたら、時間どおりにサービスを提供する。可能な限り完壁にできるように努力すべきだと思います。とにかく日本人は病院で待たされることに麻痺している。これは異常です。

これからは徹底した効率化を図り、経営改善を目指す病院しか生き残っていけない時代になると思います。その波がようやく歯科業界に訪れているのです。

どこまで行っても歯科業界はサービス業です。商売繁盛のヒントはサービス業界にたくさん転がっています。

いま当院のキャンセル率は7％です。業界では10％を下回るのはまず不可能と言われてきました。私自身はまだ下げられるのではないかと、さらなる改善案を考えています。いずれにせよ、来院者を待たせないことは可能です。そして、その仕組みを導入することで来院者の満足度が上がり、結果的に医院の売上増にもつながり、かつ労働時間の短縮ももたらします。

ぜひ勇気を出して、一日も早く完全予約制に乗り換えてください。

診療時間を短く！短く！

ナカイデンタルオフィスでの予約管理は手書きの予定表だけです。一般的な病院に導入されているパソコン上で予約を管理する診療システムなどは使っていません。受付の女性がしっかりと管理できていればいいのです。私たちはデジタルな機器を使わなくても問題なくできています。

来院者がネット上で予約ができて、「前日ですよ」「明日来てください」と自動メールが配信されるといった便利なシステムもあります。ただ、それはあくまでも来院者目線の便利ツールでしかありません。

簡単に言ってしまえば、病院側がスケジュールのイニシアチブを取らなければ、効率化は図れない。もっと言えば、個人によって治療内容も違えば、診療時間も変わる。それを把握するのはスタッフ間のコミュニケーションと詳しいヒアリング以外にないと考えているからです。コンピュータ任せでは、現在の徹底した効率化は逆に不可能なのです。

診療時間の決定は、治療内容によって受付で判断してもらいます。まれに「もう少し時間がほしかったな」と思うときもありますが、常に来院者の状態は共有しているので、ほとんどの場合、適切な時間を設定してくれます。

基本は15分。スタッフ間はインカムでつないでいるので、治療が終わったときに受付には「次回は30分時間がほしい。治療内容は……」と指示を出しています。そのときに歯科衛生士からも「歯石取りで10分ほしい」といった連絡がダイレクトに入ります。これを受付が勘案するわけです。

私は平均すれば一人当たり15分、一時間当たり4人くらい治療しています。一日平均7・5時間の診療時間で30人に届かないくらい。診療人数としてはたいして多くはありません。

歯科衛生士が一日に対応する延べ人数は35~40人。こちらも業界平均と比べて決して多いとは言えません。ただ、言えるのは一般的な歯科医院・診療所に比べると一人当たりの診療時間は短いということです。一人当たりの診療時間を短く設定すると、当然ながら効率的に働くにはどうしたらよいかを考えます。その積み重ねはおのずとスキルアップと作業効率アップを導くのです。

一方で、忙しい毎日を過ごしている来院者も「絶対にズレ込むことのない15分」という診療時間ならば予定に入れやすい。通いやすい。結果的に最後まで治療を継続することができ、医院や治療に対する信頼感や満足感につながる。そこが他との差別化になっています。

残業ゼロ、さらに診療時間を短縮

結果として、当院の残業はゼロです。これはきっぱり言えますが、歯科医院ではめずらしいことだと思います。

そもそも残業代の計算方法や労働基準法に合わせてきっちり管理している医院経営者がどこまでいるかという疑問は残りますが、基本的には一週間の労働時間は40時間以内と設定されています。

ナカイデンタルオフィスは完全週休2・5日制です。日曜日と水曜日が全休で、土曜日は朝から4時間だけオープンしています。月の診療日数は平均19日です。

計算すると私の診療時間は週35時間を切っています。イレギュラーの対応があったとしても絶対に35時間には届きません。届いてはダメだ、と考えています。

実は2013年まで、夜は19時までの営業にしていました。これを短縮できないかと、過去の統計を見てみると18時半から19時までのキャンセル率がものすごく高いことがわかりました。

理由は簡単です。その枠は、18時に仕事を終えて歯科医に行こうと計画を立てる会員の人が多いからでした。仕事は定時で終わらず、結果としてキャンセルになる、といった流れです。そのため、医院側にとってその時間は単なる待機で終わる可能性が高く、数字を見ても実際にそうなっていました。

状況を鑑みて、営業時間を18時半までとしました。その代わりに昼の休み時間を30分だけ短縮しています。他の経営者から言わせれば「わざわざ稼げる時間を何で削るんだ」という感覚になるかもしれません。しかし、実際のところ、売上は落ちていません。

今回の取組みで生まれた30分という時間は、実は経営面でとても重要なことだと考えています。たった30分と思われるかもしれませんが、そのおかげで私も含めたスタッフたちの生活は確実に変わりました。いまでは仕事を終えた早い時間からダンス教室に通っているスタッフもいます。

もっと言ってしまえば、残業ゼロで仕事終わりが18時半と決まっているのであれば、結婚して子どもを産んでも復帰できる可能性は高まる就業条件だということです。すぐにとは言いませんが、これから5年先、10年先には、もっとママさんが働きやすい環境にするつもりです。

新規獲得はクチコミとネットだけ

インターネット上で、歯科医院の情報を公開している「デンターネット」というサービスがあります。ここでは各市区町村別でランキングも公開しています　開業した際、岸和田市で１０１位のランクで初登場したナカイデンタルオフィス、２００７年には10位にランクインしていました。どういう仕組みで、このランキングが成立しているのかはわかりませんが、「スタッフの努力、ホスピタリティーへのあくなき追求が、来院者の皆様に評価されているのだ」とうれしく思ったことを覚えています。

この本を書いている２０１５年8月の時点では2位です。こうした情報も影響しているのでしょう。現在、新規の来院者のほとんどがクチコミかインターネット経由です。

もう一つ、クチコミといえば、スタッフのクチコミも重要な広報活動です。特に指示したり、お願いしたりしたことはないのですが、スタッフは家族、知人、友人を連れてきてくれます。私の治療方針や自分たちの仕事に信頼と自信を持ってくれているからだろうと、とてもうれしく思います。

飲食店だと従業員やアルバイトが休みの日に来てくれる店はよい店だ、といわれますが、ナカイデンタルオフィスもそうしたよい流れに乗っているのだと思います。

創業当初は立て看板を出したりして、なんとか知ってもらおうと努力していましたが、いまでは私たちのほうから何かしらアプローチをする、ということはなくなりました。これも来院者の方々がコーディネーター制と完全予約制を「自分に合うシステム」として「誰かに伝えたくなる」くらい支持してくださった結果だと考えています。本当にありがたく思っています。

医院の姿勢を示すこと。そしてぶれないこと。これがいかに大切かをあらためて感じています。医院の姿勢といえば、子どもに対する姿勢に関しても、私たちはぶれない方針を持っています。

子どもの診療に対するアプローチ

小児診療は診療報酬が少し高めですが、時間と人手がかかるし、来院者の数で売上を伸ばそうと考えているタイプの歯科医院は、あまり積極的ではないと思います。私たちは大歓迎しています。

ナカイデンタルオフィスはシックな外観だからでしょう、創業のころは「子どもを診ていないらしい」という噂が立ちました。当時は「どう払拭しようか」と頭を悩ませたものですが、治療を受けた来院者の方が「こんなにいいのなら、子どもも診てほしい」と連れてきてくださり、それがクチコミで広がることで、少しずつ増えていきました。いまでは夕方、子どもばかりの時間があるほどです。

専門で小児歯科に取り組んでいる医院に行くと、「常に子どもの泣き声が聞こえる」というイメージを持っている人が大半ではないでしょうか。強制的に治療するために、拘束していることもあります。子どもたちは以前に歯科医院で怖い経験、痛い経験をしていますから、そこから予測をして泣くわけです。病院は怖いところだという偏見があるんですね。

だから私は少々時間をかけても「そんなに痛くも、怖くもないんですよ」ということを、子どもにしっかりと説明します。これは啓蒙活動だと思って取り組んでいます。甘やかすのではなく、むしろ逆で、いくら泣いても、

「ここに何をしに来たの。泣いていても治らへんで。お母さんと約束してむし歯を治しにきたんでしょ」

「ぼくは君が治そうとしているのを手伝っているだけやから、君ががんばらないと、歯は治らないから」

と諭します。これは遅刻する大人と接するときと同じ態度です。子どもだからといって高圧的になることもなければ、わがままを許すこともありません。

もちろん、痛みが伴っていて、他に方法がないという状況であれば、その子のために押さえつけてでも施術します。しかし、そんなケースは年に一例もありません。基本的

には力ではなく、言葉で説得します。

こうなると時間がかかる場合もあります。子どもは「泣いてしまえば、どうにかなる」と考えている節があって、泣くときは必ず周りを見ながら泣いています。効果のほどを確かめているんです。私が実力行使をしないのをいいことに、とにかく泣くことで治療を回避しようと考えているわけです。

しかし私は一切妥協しません。すると、子どものほうでも「こいつ、泣いても、甘えてもあかんのや」と諦めるんです。「何言うても、結局は治療が終わるまで通い続けさせる。無理やな」と観念するんですね。

予約時間厳守なので、それで施術ができなければ来院者の責任です。「残念だけど、今日は泣いただけで終わりになったね。次はがんばろう」と声をかけます。もちろん保護者にも同意を得ています。

こうして回数を重ねていくうちに、必ず自発的に治療ができるようになります。泣かずに自発的に、一人で１階から２階に上がってきて、自分でチェアに座って治療を受けて帰る、という状況に持っていけます。例外はありません。

基本的に保護者は治療室に入ってもらわないようにしています。初回、どうしてもという要請があれば同席してもらいますが、「ここに入った時点で、すべてお母さん（お父さん）の責任ですよ」と伝えるようにしています。保護者がいると、意識がそちらばかりに行って、私とコミュニケーションがとれないので、結局、時間がかかってしまうことが多い。それに、よくあることなのですが「あんた、ちゃんとしなさい」と怒る。これをやってしまうと子どもは萎縮してさらに治療を拒みます。

来院者と結ぶべきは長期的な関係

子どもへの診療は一見して時間がかかって、非効率に見えるかもしれません。もし、その日、治療ができなかったら、再診料しかもらわないので450円です。15分間としてもスタッフを抱えてこれでは、完全に赤字です。

しかし、いったん信頼関係が結べれば、しっかりと話を聞いてくれるようになる。むし歯で痛い思いをしていますから、「もう痛いのはイヤやろ。だったらちゃんと歯を磨いて、定期的に先生に診せてもらわんとあかんな」と話せば、ちゃんと受け入れてくれます。定期検診に来てくれるわけですから、小さくても立派な常連さんです。

また、子どもが喜んで通っているような歯科医院だと、親御さんや他の家族も興味を持ってくださり、「それじゃあ私も一度診てもらおうか」と来院してくれるケースも少なくありません。

つまり短期的に収益を上げようという考えからは逸脱していますが、中長期的視点から見れば正しいのだと思います。これは完全予約制を導入している構造とよく似ています。中長期的に良いスパイラルをつくり出して安定した経営を実現しようと思えば、自然と何をすべきかがわかってきます。

ナカイデンタルオフィスでは受付スタッフが開業から変わっていません。彼女は子どもたちの成長を9年間にわたって見続けています。「こんなに大きくなったのか」とか「もう中学生になったんだ。早いな」とか、子どもたちの成長が感慨深いようです。

子どもたちにとって歯医者のお姉さんとの長期的な関係が出てくる。ずっと見守ってくれる人だから、安心して通える。これこそ、私たちが目指す「行きつけの歯医者」そのものだと考えています。

最後は勇気を奮って！

このように完全予約制は実にさまざまなメリットが生じます。数字を詳らかにしながら話すと、同業者である歯科医師から「すごいね」と言ってもらえます。「だったら導入しませんか。情報はいつでも提供しますよ」と返すのですが、「いやあ、うちには無理だな」と苦笑いされることがほとんどです。なぜでしょうか。

その心理を推測すると「苦しいけれど、今もなんとか回っている。とりあえず患者は囲っておきたい。詰め込むだけ詰め込んでおこう」という感じではないか、と思います。そういうシステムだと当然、キャンセル率も高いので、多めに予約を取っておけば、キャンセル分の損失が防げる。そんな計算も見え隠れします。

でも、私たちがこのシステムを運営できたのは、キャンセル率が低いからではありません。原因と結果が逆で、キャンセル率を低くする努力を続けてきたからこそ、システムが機能しているのです。キャンセル率が自然に下がるはずがありませんから、積極的な取組みをスタートしないことには、完全予約制は実現しません。そうなるとやはり踏み出すのがためらわれるのでしょう。

しかし考えてみてください。われわれは日本人です。大多数の人がきっちり時間を守る、そのことにおいては世界でも稀有な特質を持った民族です。私は必ずできると思います。

私自身、勇気がいりましたし、開業当時はやせ我慢でした。離れていく来院者もいるでしょう。でも、それはあなたの医院の考えに合った来院者が集まってきていることの裏返しです。この仕組みが完成すれば、もう売上不振に悩むことはありません。趣味や余暇に使う時間がないと嘆く必要もなくなります。ぜひ勇気を奮って新しい世界、輝かしい未来に飛び込んでください。

おわりに

私が歯科業界にいながら、韓国の方法を取り入れる、いわば掟破りのスタイルを確立できたのは、そもそも優秀な経歴を持っていなかったことも関係しているかもしれません。最後に少し長めの私の生い立ちと、この本を書くに至った理由について語ってみたいと思います。

父が耳鼻科医だったので私にとって医者は身近な存在でしたが、高校時代はあまり勉強もせず、医学部に進むことはありませんでした。

卒業後、高校まで熱中していた競泳の能力を活かして水泳のコーチをしていたのですが、なんとなく落ち着かない。なるべく地元である大阪や岸和田から離れたかったのと、仕事も簡単に見つかるだろうという理由で19歳のときに東京へ出ました。１９９０年のバブル崩壊前後で、社会全体に活力があって魅力的な時代でした。

東京で2年過ごした後、大阪に戻ってしばらく水泳を教えながら、あらためて大学を受験してみようと思い立ったのですが、結局、知り合いのコネクションでマーケティング・リサーチの会社に入りました。

おもしろい仕事でしたが「これが絶対にやりたい」というわけではありませんでした。マーケティング・リサーチは言葉だけだとかっこいいイメージですが、きわめて泥臭い人間的な仕事の積み重ねです。休みがとりにくく、ひどいときには月に2日しか休みがないときもあり、データをまとめるときなど、朝から出勤しても夜明けに仕事が終わることもありました。

ある程度の給料はありましたが使う時間がなく、休みの日は家で寝るだけの生活に、この仕事をこの先10年、20年と続けていけるかどうか疑問を覚えはじめました。また、その頃、ネットの普及によってマーケティング・リサーチの市場規模が縮小しはじめていました。人海戦術の時代は終わろうとしていたのです。

心のどこかで、大学受験という思いが残っていたのでしょう。通勤電車の中ではいつも英語の長文を読んでいました。同じ文章をひたすら読むだけですが、そのうちフレーズが頭に入ってくるようになり、単語量も増えました。これで英語は自信がついたので「他の教科も、もう少しがんばったら大学受験できるのでは」と考えはじめたのです。

1997年2月、親にも誰にも言わずにこっそり岐阜県の朝日大学を受験。一発で合格しました。ある日突然、合格通知だけ持っていったので親はとても驚いて喜んでいました。サラリーマンとして仕事もちゃんとしていましたが、横でみている親は「この先この子はどうするんだろう」とすごく不安で心配していたのだと思います。

歯科医に決めたのは、それが現実的だったからです。医学部は受験科目が多く、働きながらの学習では、とても無理だと判断したのです。だから歯科医に対しての何か特別な気持ちがあったわけではありません。入学したときから「卒業後、3年で開業する」という目標を掲げていました。いろいろと寄り道をした私は、すでに同学年より年上だったこともあって、早く独立をと焦る気持ちもありました。ところが最後の年に留年してしまいました。

大学6年生のときに学内で国家試験対策のための委員会が組織されるのですが、私は他の学生よりも年上なので必然的にお世話係に選ばれました。国家試験になるとみんな疲弊して精神的に参ってくる人もいるので、そのサポートに必死になりました。

合格率97％の時代でしたが、私たちのときには7割くらいに下がっていたので、大学も躍起になって学内で何度も試験がありました。投げ出しそうになっている学友を鼓舞し、時には厳しく叱咤することもありました。

怠惰な人も多く、授業中に寝たりさぼったりするのはまだしも、私語が多くて授業が聞けないという状況に私はカリカリしていました。後ろを向いて「だまれ！」と怒鳴ったこともありました。結局、私は与えられた役割をこなすことに懸命になってしまい、自分の学習時間を十分に確保できないまま試験を迎え、留年が決定してしまいました。

ただ、多くの学友たちが「おまえのおかげでがんばれた」と言ってくれたことが救いでした。そのときはまだ、これから起こる悪夢については想像だにしませんでした。

7年生として病院実習に出向いたときのことです。実習先には6年で卒業した同期たちが、私の先輩として指導的立場にいました。その中にはお世話係だった当時の私のことを疎んじていて、嫌がらせや酷い仕打ちをする人がいたのです。

一生懸命尽くした挙げ句に留年までしたのに恨まれている。この現実は大きなショックでした。一方で、私の物言いや伝え方が悪かったのだとも反省しました。この経験は己を大きく変えました。

現在、歯科医になった同期、先輩、後輩をみていると、やはり辛そうにしている人が多い。翻って私はどこかで違う考えを持っていたので、他の同期とは別のやり方で、開業医としては一定の成功を収めることができています。学生時代のように高圧的になるのではなく、自分を律して戒めた状態で、重荷にならないように、そのノウハウを伝えることができたら…。それがこの本を書こうと思った最大の動機です。そして本をきっかけにたくさんの人に出会い、たくさんの笑顔を生み出していけたら…。それが今の私の夢です。

歯科医はもちろん、腕に技術を持っていてサービスを提供して生活をしている、整体師、鍼灸師、美容師、エステティシャンなどの方々に少しでもこの本がお役に立つとしたら、著者としてこれ以上の喜びはありません。

もう少しだけ、お話しさせてください。私にはもう一つ夢があります。もっと経営を安定させてからのことですが、韓国で歯科治療のボランティアがしたいのです。

韓国では保険診療がごく一部にしか適用されないので、貧しい方の口の中は無惨な状態です。特にお年寄りの中には、歯の状態が悪いことからくるさまざまな疾病に苦しんでいる方が少なくありません。

私自身、訪問診療が好きで、これまでも短期間で改善した例を何度も体験してきました。ちょっとした施術で噛めるようになったり、認知症の人が合う入れ歯を入れただけで物を持てるようになったり、意識レベルが明確になったり。脳神経に影響を与えているんだと思うのですが、これは医療人として大きな喜びです。

法律の問題はクリアしなければなりませんが、韓国のパートナーがいれば、一定の都市では外国の医師免許が取れる地域がある。お世話になった韓国に恩返しするという意味でも、特に田舎のほうの無医村のような地域を回れたらなと、いま少しずつ調査を始めています。

その夢の実現のためにも、ナカイデンタルオフィスのシステムを、さらに高度化していかなくてはなりません。スタッフのレベルアップも必要です。この本ではいろいろと偉そうに自説を述べましたが、私自身、そして医院もまだまだ発展途上です。読者のみなさんとともに、成長していければと願っています。

最後に遅々として進まない原稿を笑顔で待ち続けてくださった同友館の鈴木さん、文章が書けない自分のことをすばらしい文章で表現してくださった株式会社チカラの元木さん、この本のコンセプトの骨子を作ってくださったラグズの廣江さん、思い立ったが吉日で突っ走る自分を支えてくださった歴代スタッフの皆さん、Ｙｅ歯科の師朴仁出先生、挙げればきりがない、歯科医になってから出会った国内外のすべてのみなさん。ここに心からの感謝を捧げます。

ナカイデンタルオフィス　中井大介

ナカイデンタルオフィス　コンセプト

1 来院者と対話する診療所

2 術者の独りよがりにならず、来院者とコミュニケーションをとり、対等な立場で来院者個人にとってベストな治療を行う。（一人ひとり、求める術後は異なる。）

3 来院者が楽しく、スタッフも楽しく、楽しい診療所には良い治療結果が得られる。
そうする事により、最終的に来院者に利益が還元される。＝社会還元

4 ヘルスプロモーション型の診療所（予防を最優先に）。
術者から一方的に施術するだけではなく、来院者と共に健康について考え、学ぶ場所に。２１世紀は治療ではなく、予防医療の時代である。健康でなければ、やりたい事が何も出来ない！！自身の幸せの為に、健康な身体作りを！

正しい情報を発信し続ける。

5 とにかく削らない、無理に治療しない、来院者の求める治療を！

6 情報の開示
治療内容、治療に費やした費用は、全て開示する。
保険点数のシステムが適正か否かは別問題、情報は全て開示する。

7 歯科医院は医療サービス業、来院者に、ホスピタリティ（おもてなしの心）を。

8 歯科医療従事者として、スキルアップ、日々の勉強は基本中の基本。
例えるなら、レストランで美味い料理を作るのは当たり前の話、
基本をベースに、来院者が満足する環境を整える。

9 常に感謝の心、来院者にスタッフに家族に、自分を支える全ての人に感謝の気持ちを。

10 サービスで得た利益を常に社会還元する。

中井大介　なかい・だいすけ

1971年生まれ。
京都市左京区生まれ、大阪府岸和田市育ち
高校を卒業後、東京と大阪で水泳インストラクター、マーケティングリサーチ会社勤務を経て、歯科医師に。朝日大学歯学部卒業。

2007年4月に大阪府岸和田市にナカイデンタルオフィスを開業。その後、ソウル、香港、大阪に会社設立を経て現在に至る。

だんぢり祭りを愛しつつ、日々診療を楽しんでいる。

ふつうの歯医者、成功の法則

どこの歯科診療所でもできるのに、なかなか実践されない経営ノウハウ

2015年10月27日　第1刷発行

著者 ——— 中井大介
発行者 —— 脇坂康弘
発行所 —— 株式会社同友館
〒113-0033　東京都文京区本郷3-38-1
TEL 03-3813-3966
FAX 03-3818-2774
http://www.doyukan.co.jp
印刷・製本 — 萩原印刷／松村製本所
デザイン —— キガミッツ（森田恭行＋髙木瑶子）

落丁・乱丁本はお取り替え致します。
ISBN 978-4-496-05158-6　Printed in Japan
本書の内容を無断で複写・複製・引用することは、
特定の場合を除き、著作者・出版者の権利侵害となります。